AF339876

RECHERCHES

ANATOMICO-PATHOLOGIQUES

SUR

L'ENCÉPHALE

ET SES DÉPENDANCES.

par F. Lallemand.

Lettre deuxième.

PARIS.

GABON PÈRE, LIBRAIRE,

RUE DE L'ÉCOLE-DE-MÉDECINE, N° 2.

A MONTPELLIER. ANSELME GABON, LIBRAIRE,

GRANDE-RUE.

15 DÉCEMBRE 1820.

LETTRE DEUXIÈME.

Ramollissement du Cerveau avec infiltration de pus ou suppuration commençante.

Nous avons examiné, dans la lettre précédente, qui a paru le 18 septembre dernier, les ramollissemens du cerveau accompagnés d'injection vasculaire, d'infiltration et même d'épanchement de sang. Nous avons vu que c'était à ce liquide qu'il fallait attribuer la coloration plus ou moins foncée de la substance grise, et nous avons regardé cette injection sanguine comme une preuve d'inflammation aiguë terminée par la mort, pendant la première période ou état de *crudité*. En un mot c'est la présence du sang dans la substance cérébrale désorganisée qui a principalement fixé notre attention (1). Maintenant il nous reste à examiner le

---

(1) Je viens de recevoir de mon ami, le docteur Cruveilhier, auteur de l'*Essai sur l'Anatomie pathologique*, etc., l'observation suivante, qui confirme tout ce que nous avons vu jusqu'à présent.

[*A*] Madame Chabrol, boulangère, âgée d'environ 50 ans, d'un embonpoint considérable, avait eu, depuis 30 ans, de violentes

rôle que joue le pus dans les ramollissemens du cerveau. Vous le verrez prendre la place du sang, s'infiltrer comme lui dans la substance cérébrale, se combiner en quelque sorte avec elle, lui commu-

---

migraines qui occupaient les arcades sourcilières, et quelques accès de rhumatisme chronique, lorsque, au commencement d'avril 1820, on s'aperçut qu'elle négligeait ses affaires. Autrefois active, intelligente, elle était devenue apathique et comme stupide, elle sentait ses jambes fléchir sous elle et avait une grande tendance au sommeil.

12 sangsues à l'anus. Le 26 avril, trois semaines après l'invasion, M. Cruveilhier, appelé, trouva la malade dans l'état suivant : stupeur, pesanteur de tête, faiblesse des membres du côté *gauche*, réponses très-justes mais difficiles. Déviation de la commissure droite des lèvres à la moindre contraction des muscles faciaux. Déviation de la langue à droite, succession sans motifs de pleurs et de ris, pouls un peu concentré mais point fréquent. Cet état apoplectiforme n'en imposa pas à M. Cruveilhier; la marche des symptômes lui fit soupçonner ou un épanchement séreux ou un ramollissement du cerveau. Il porta un pronostic fâcheux, et, n'osant insister sur les évacuations sanguines, il eut recours aux dérivatifs (vésicat. au bras, émét. en lavage, 2 grains). Point d'évacuations alvines, ni de vomissemens, assoupissement, respiration ronflante, déglutition difficile, hoquet.

Le lendemain et le surlendemain (émét. 1 grain, phosph. de soude 1 once, dans une pinte d'eau) vomissemens et selles. Les deux jours suivans même éméto-cathartique à moindre dose, point d'évacuations ; vésicatoire à la nuque, pédiluves sinapisés, frictions avec la teinture de cantharides et l'alcool de melisse, lavemens purgatifs. Amélioration sensible de tous les symptômes.

Ce mieux ne fut pas de longue durée; les membres du côté droit, qui jusqu'alors avaient été libres, perdirent le sentiment et le mouvement, le supérieur complètement, l'inférieur *en partie seulement*. La langue s'embarrassa de nouveau (infus. d'arnica melisse, pot. avec extr. de kk. et acet. d'ammon., lav. purg.).

niquer aussi sa couleur, changer celle de la substance grise, se réunir comme lui en masses assez
considérables pour former des foyers distincts; et
de même que nous n'avons pu trouver de ligne de

Le lendemain (pil. avec extr. de coloq., 2 grains résine de
jalap, 2 grains sirop de nerprun, quant. suff.). Après la deuxième
pilule la malade prend des asperges au vinaigre et du vin ; aussitôt
vomissemens, selles et urines involontaires; assoupissement con-
tinuel, ronflement, bâillemens, déglutition très-difficile. Pour
la première fois le pouls devient fréquent; cependant le ventre est
souple, indolent, les facultés intellectuelles ne sont pas entièrement anéanties. Mais les symptômes augmentèrent encore pendant deux jours, et la mort arriva le 7 mai, un mois, au moins,
après le développement des premiers symptômes, et 12 jours
après l'apparition de la paralysie.

Autop. cadav. Le crâne a été scié circulairement, mais la scie
ayant entamé la duremère, et celle-ci étant très-adhérente aux
os, le cerveau a suivi le crâne et la duremère (voyez la note de
la préface, pag. 17, relative aux précautions à prendre pour ouvrir le crâne et examiner le cerveau). Le cervelet et la protubérance annulaire sont seuls restés à leur place; une quantité assez
considérable de sérosité s'est écoulée. Le cerveau a été divisé par
tranches de sa convexité vers sa base. On parvint jusqu'aux
ventricules latéraux sans découvrir d'altérations, ils étaient mé-
diocrement dilatés ; la partie antérieure du plancher de ces ventricules était *rugueuse au tact et à la vue*, la voûte à trois piliers
était, dans cette partie, *intimement unie* aux corps cannelés. Le
droit était ramolli, désorganisé dans une étendue peu considérable ; le *gauche*, et la couche des nerfs optiques du même côté,
présentaient la même altération dans la plus grande partie de
leur étendue. Point d'extravasation sanguine, mais injection vasculaire considérable des parties désorganisées, *coloration brunâtre* de ces mêmes parties ainsi que du centre de la protubérance
cérébrale, désorganisée de la même manière.

Poitrine. Rien de remarquable.

démarcation bien tranchée , de la simple injection vasculaire à l'épanchement apoplectique , de même nous arriverons, par des nuances insensibles, de la plus légère coloration du cerveau par le pus, jus-

---

Abdomen. Membrane muqueuse de l'estomac couverte de larges plaques ecchymosées d'un rouge très-vif, surtout vers l'orifice œsophagien. La plus grande partie des intestins grêles, descendue dans la cavité du bassin, contenait des vers. La trompe et l'ovaire du côté droit étaient adhérens aux parties voisines par du tissu lamineux qui ne permettait pas à ces organes de pouvoir se rapprocher. L'ovaire gauche, qui avait conservé ses rapports naturels, était comme atrophié; l'utérus avait moins de volume que de coutume. (La malade avait été stérile.)

Je ne puis entrer ici dans les détails qu'exigerait l'examen de cette observation intéressante; mais je ne puis m'empêcher de vous faire remarquer la justesse du diagnostic du docteur Cruveilhier, la coïncidence de cette ancienne et violente migraine avec les granulations de la surface de l'arachnoïde des ventricules (voyez les obs. n°s 9 et 10), et l'adhérence intime de la voûte à trois piliers avec les corps cannelés; le développement lent et gradué de la paralysie, d'un côté d'abord , puis de l'autre après une amélioration momentanée; le siége du ramollissement dans la substance grise, l'injection sanguine et la coloration brunâtre des parties désorganisées. Comparez aussi le traitement et l'indigestion que s'est donnée la malade avec l'état de la membrane muqueuse de l'estomac.

M. Gombault, élève interne à l'Hôtel-Dieu, vient de me communiquer aussi une observation analogue.

[B] Armand Pierre, âgé de 58 ans, cultivateur, robuste, brun, sec, fut apporté à l'Hôtel-Dieu, salle Saint-Antoine, le 31 septembre 1819. Céphalalgie, face animée, pupilles mobiles, décubitus en supination, assoupissement, membres *roides*, dans une position moyenne entre la flexion et l'exension ; quelques mouvemens dirigés par la volonté, mais brusques, irréguliers ; impatience, inquiétude, réponses brèves et sèches, facultés intellec-

qu'aux abcès proprement dits. Seulement, pour procéder du connu à l'inconnu, de l'évident au douteux, je commencerai par les observations dans lesquelles le pus est déjà réuni dans quelques points

---

tuelles affaiblies. Cependant, on apprit de lui que, depuis trois semaines, et surtout le jour de son entrée, il avait éprouvé des maux de tête, de la pesanteur, du malaise, qui jusqu'alors ne l'avaient pas empêché de vaquer à ses occupations, (pédiluves). Le lendemain, roideur plus prononcée des membres, trouble plus considérable des fonctions intellectuelles, distorsion de la bouche (saignée du pied, pédiluves). Le soir, état comateux, sensibilité émoussée, respiration plus lente (15 sang. au col, sinap. aux pieds).

Troisième jour, abolition complète de l'intelligence et des fonctions des sens, émission involontaire de l'urine, persistance de la *roideur* des membres (sinap., lav. purgat., saignée du pied, qui ne donne pas de sang).

Quatrième jour, *cessation de la roideur des membres*; soulevés et abandonnés à leur propre poids, ils retombent comme des masses inertes. Cependant, la sensibilité n'y est pas entièrement éteinte, respiration stertoreuse, bouche couverte d'écume. Mort dans la nuit du quatrième au cinquième jour.

Autop. cadav. Vaisseaux de la tête peu gorgés de sang; arachnoïde saine à la surface du cerveau et dans les ventricules; pie-mère fortement injectée; cerveau très-ferme, substance blanche de l'hémisphère *gauche* comme sablée par une foule de petits points rouges; même état de la partie supérieure de l'hémisphère *droit*, à un pouce et demi de la surface, par conséquent dans la substance blanche aussi. A la partie inférieure du corps strié et de la couche des nerfs optiques du même côté, en dehors du ventricule latéral droit, la substance cérébrale était, dans l'étendue de deux pouces et demi environ, désorganisée, ramollie, pulpeuse, *d'un rouge brunâtre*; au centre, une espèce de caillot moins mou, plus rouge, semblait formé presque entièrement par

en masse assez considérable pour former de petits foyers distincts. Si j'ai suivi un ordre inverse dans la lettre précédente, c'est que je voulais vous montrer la grande affinité qui existe entre les inflammations et les hémorrhagies de la substance cérébrale, c'est que la présence du sang était bien plus facile à démontrer que celle du pus.

Du reste, je suivrai toujours la même marche dans l'exposition et l'analyse des observations particulières, et puisque vous n'êtes pas encore convaincu que l'altération qui nous occupe soit le résultat d'une inflammation, je continuerai à l'appeler *ramollissement* pour que vous puissiez apprécier, sans prévention, toutes les circonstances propres à déterminer votre jugement.

N.º 1.

76 ans, paralysie avec roideur et contraction des membres du côté *gauche*, amélioration sensible le quatrième jour, rechute le cinquième, mort le septième. — *Deux ramollissemens dans la substance grise des lobes moyen et postérieur droits, l'un supérieurement, puriforme et mêlé de petits abcès, l'autre inférieurement, brunâtre et infiltré de sang. Inflammation de l'arachnoïde bornée au même côté du cerveau.*

Le 1.er avril 1816, on apporta à l'Hôtel-Dieu

---

du sang. A la périphérie, point de limite tranchée entre les parties saines et celles qui sont désorganisées.

Vous trouverez encore dans la thèse de M. Deslandes, sur la phlegmasie des meninges, 1817, obs. 6, un exemple d'inflammation chronique de l'arachnoïde, avec ramollissement et coloration en *rouge brun* de la couche optique droite.

un homme âgé de 76 ans, replet, fort, d'une constitution *apoplectique*. Il avait été trouvé la veille,
étendu dans sa chambre, sans connaissance. Autrefois
limonadier, et depuis peu de temps sans état, il avait
toujours mené une vie fort régulière et n'avait jamais
éprouvé de symptômes semblables. Examiné à la
visite du soir, il est couché sur le dos. Les membres
du côté gauche ont perdu le mouvement et le senti-
ment, mais ils sont à demi-fléchis, roides et contrac-
tés, surtout quand on essaye de les étendre. Les
mouvemens des membres du côté droit sont libres
et assez faciles. Le malade porte souvent la main
à son nez comme pour prendre une prise de tabac.
La bouche est entr'ouverte, la langue sèche et
noire, les yeux fermés, la respiration assez pai-
sible, l'ouïe un peu dure, le pouls assez développé,
mais point fréquent. Les fonctions intellectuelles
ne sont pas entièrement abolies, (lavement purgatif),
évacuations abondantes. Le lendemain matin, même
état (lav. purgat., sinapismes aux pieds).

Le 3 avril peu de changement (affusions sur la
tête à la température de 15 à 16 degrés, et ensuite
plus froides pendant 5 minutes). Après l'affusion,
le malade ouvre facilement les yeux, entend mieux,
donne des signes d'une intelligence moins obtuse,
mais se réchauffe lentement; la figure est plus naturelle, le pouls a peu changé. Deux heures après
l'affusion, nouveau lavement purgatif, nouveaux
sinapismes aux jambes : dans la journée, le mieux se
soutient, le malade prend du tabac avec la main

droite ; on le fait même chanter pour en avoir. La langue devient humide et reprend peu à peu sa couleur naturelle ; le soir on renouvelle l'affusion froide, elle produit les mêmes effets que le matin , c'est-à-dire, que l'intelligence et les sens sont plus éveillés, mais le malade se réchauffe difficilement.

Le 4, retour des accidens, affaissement plus marqué que la veille au matin, engourdissement plus considérable de l'intelligence, pouls fréquent, bouche toujours humide : on cesse les affusions.

Le 6 avril, septième jour de la maladie, les yeux sont ternes ; mort vers midi.

Autop. cadav. Téte. L'adhérence du crâne avec la dure-mère étant très-intime, il s'écoule, dans les efforts qu'on fait pour les séparer, une grande quantité de sérosité. En renversant la dure-mère du côté *droit*, on remarque qu'elle adhère à l'arachnoïde par une couche mince de substance couenneuse facile à voir au moment où l'on sépare ces membranes , mais sans consistance et se rompant au plus léger tiraillement. L'arachnoïde, toujours du côté *droit*, est un peu épaissie ; la pie-mère adhère dans une grande étendue des lobes moyen et postérieur avec la substance grise. Dans cet endroit le cerveau, d'un blanc sale, est tellement diffluent qu'il s'enlève avec les membranes et retombe en gouttes comme du pus épais. Vers la partie supérieure du lobe postérieur, on trouve gros comme un pois de véritable pus, sur la nature duquel il est impossible d'élever le moindre doute ; vers la partie inférieure du lobe moyen, on trouve infiltré plutôt qu'épanché dans la substance *grise* aussi une petite quantité de sang qui lui donne un aspect brunâtre ; dans cet endroit les vaisseaux sont plus dilatés, comme gorgés de sang, et la substance cérébrale est au moins aussi molle que celle dont nous avons parlé. Le lobe antérieur et les autres points de cet hémisphère sont fermes et dans l'état ordinaire. Le ventricule latéral de ce côté (droit) contient une certaine quantité de sérosité, l'autre est sec.

Du côté gauche les membranes et la substance cérébrale sont partout dans l'état naturel. Les autres cavités n'ont pas été ouvertes.

§ I. Presque toutes les circonstances de cette observation sont remarquables sous quelques rapports. Les symptômes propres au ramollissement sont rarement aussi bien caractérisés. Ils se sont montrés à gauche, et c'était l'hémisphère droit du cerveau qui était malade ; mais, il existait dans cet hémisphère deux altérations bien distinctes. Dans l'une, la substance grise des lobes moyen et postérieur avait pris l'aspect et la consistance du pus, on y trouva même un petit foyer purulent. Dans l'autre, la substance grise de la surface inférieure du même lobe moyen, était, au contraire, de couleur brunâtre, comme imprégnée de sang et environnée de vaisseaux très-dilatés. D'où vient cette différence ? Pourquoi la première altération n'offrait-elle pas cette coloration particulière que nous avons jusqu'à présent toujours rencontrée dans la substance grise, et qui existait en effet un peu plus loin dans la seconde?

Les premiers symptômes, après avoir presqu'entièrement disparu, sont revenus tout-à-coup deux jours avant la mort, et il existait deux altérations bien distinctes ; il est donc infiniment probable que l'une des deux a été cause des premiers accidens, et l'autre des derniers. Et vous attribuerez nécessairement les symptômes les plus anciens à celle des deux altérations qui porte l'empreinte d'une date plus ancienne, c'est-à-dire, à celle qui est accompagnée de suppuration, et les plus récens à celle que nous avons été conduits à regarder comme le résultat d'une inflammation aiguë arrêtée par la mort au moment de sa période d'irritation, de *crudité*. Cela est d'ailleurs conforme à tout ce que nous savons sur les inflammations.

Cette observation nous montre donc dans le même hémisphère, la même maladie, à deux époques différentes, ou deux degrés de l'inflammation du cerveau. Nous surprenons la nature au moment où la suppuration naissante commence à devenir évidente par la réunion du pus en petits foyers distincts, et nous arrivons ainsi à cet état intermédiaire aux altérations que nous avons examinées dans la lettre précédente et aux abcès dont nous nous occuperons dans la suivante, à cet état, dis-je, dans lequel le pus, déjà mêlé à la substance du cerveau, n'est pas encore réuni en masse assez considérable pour être visible.

(111)

Remarquez que, dans l'une de ces altérations, le pus infiltré dans la substance grise lui avait communiqué sa couleur, de la même manière que dans l'autre l'infiltration du sang lui donnait un aspect *brunâtre*.

Vous avez vu également ces deux degrés de l'inflammation du cerveau bien caractérisés et isolés, dans l'observation n° 2, de la lettre première, où nous avons trouvé la substance grise de la partie antérieure de l'hémisphère gauche très-injectée, et la partie postérieure du ventricule du même côté détruite comme par suppuration, de manière à laisser une cavité, en forme de ventricule accidentel.

§ II. Vous voyez encore ici une complication d'inflammation de l'arachnoïde ; mais celle-ci est surtout remarquable en ce qu'elle est évidemment due à l'affection du cerveau ; elle est bornée à l'hémisphère affecté, la membrane séreuse est épaissie vis-à-vis des points ramollis, elle adhère au cerveau par l'intermédiaire de la pie-mère, enfin le ventricule de ce côté contient seul de la sérosité. D'un autre côté, ce malade n'a présenté aucun symptôme particulier qui ait pu faire soupçonner une arachnitis ; c'est qu'elle était légère, bornée au côté du cerveau désorganisé et postérieure à cette désorganisation.

§ III. L'effet immédiat des affusions froides a été très-marqué. C'est un moyen énergique, sur l'efficacité duquel il n'est pas possible d'élever le moindre doute. Mais vous avez dû remarquer que le malade avait de la peine à se réchauffer ; c'est un inconvénient très-grave, en ce qu'il en résulte souvent des inflammations dans d'autres organes, et en particulier dans ceux de la respiration. Aussi je regretterai toujours de n'avoir examiné ni la poitrine, ni l'abdomen.

§ IV. Théodore Collado (Adversaria, l. 1, cap. 20, § 56), en parlant de plusieurs malades affectés de phrénésie, qu'il avait vus, ajoute : « Quorum unum memini me presente dissectum qui ex phrenitide notha et *remissa* incidit in paralysim et apoplexiam ex quibus periit : ei inventa est meninx *purulenta* et medullæ cerebri exterior pars vicina inflammata, partim ex *rubro nigricans* partim *purulenta*.

Malgré le laconisme vague de cette description, vous y démêlerez cependant des symptômes d'inflammation des méninges (phrénésie), suivis, après une *rémission*, de ceux d'inflammation du cerveau (paralysie); vous y reconnaîtrez les deux états dont nous parlions, puisqu'une partie du cerveau était d'un *rouge noirâtre*, et que l'autre était déjà *purulente*.

§ V. Bonnet (Sepulcret. anat., l. 1, sec. 12, obs. 20) rapporte une observation de Jean Bauhin tout-à-fait semblable à celle de Collado. « Melancholicus juvenis *paralysi* et *convulsione* in febre laborans, *epilepsiæ* frequentes paroxismos patiebatur, etc... in latere dextro admodum turgebant venæ tenuis meningis , multo sanguine nigro et concreto, ea pars *nigricabat* et *apostema* continebat in proxima cerebri parte. »

A travers l'obscurité de cette description vous remarquerez cependant que la paralysie était accompagnée de convulsions et de fréquens accès d'épilepsie , que l'arachnoïde était enflammée et que la partie sous-jacente du cerveau était noirâtre et contenait un abcès. Les expressions de Bauhin sont tout-à-fait équivalentes à celles de Collado : partim ex rubro *nigricans*, partim *purulenta*. C'était probablement, dans ces deux cas, la substance grise qui avait cette couleur foncée. Il est encore infiniment probable, pour ne pas dire certain, que ce qu'on a appelé gangrène du cerveau, n'était autre chose qu'un ramollissement dont la couleur était, comme dans ces deux cas, extrêmement foncée.

§ VI. Vous avez vu, dans l'observation n° 9, de la première lettre, une affection tout-à-fait semblable chez le jeune homme qui, à la suite d'un coup reçu à la tempe, éprouva de la céphalalgie, une altération des facultés intellectuelles , des douleurs dans les membres , puis tout-à-coup une paralysie de ceux du côté droit avec augmentation de la sensibilité : la surface interne du ventricule gauche était comme *contuse*, au-dessous et en avant la substance cérébrale était d'un *rouge amaranthe*, le centre de cette partie était *ramolli à moitié réduit en pus.* Rien de plus positif que ces expressions de M. Dan de la Vauterie ; elles n'ont pas besoin de commentaire.

§ VII. Depuis la publication de cette première lettre, M. Avisard a lu, à l'Athénée de médecine de Paris (*Voyez* Biblioth. médic., août 1820), plusieurs observations de ramollissement du cerveau parmi lesquelles la seconde présente une altération tout-à-fait semblable aux trois précédentes.

« Dans le cours du mois de janvier 1818, on apporta à l'Hôtel-Dieu une femme âgée de soixante-dix ans, sans connaissance. Tout ce qu'on obtint des personnes qui l'amenèrent, fut de savoir qu'elle était malade depuis huit jours et que l'émétique lui avait été administré plusieurs fois. On observa que la face était pâle, les commissures des lèvres point déviées, les membres droits dans une insensibilité complète, ceux du côté gauche ne jouissant que d'une sensibilité très-obtuse, le pouls à peine sensible et tout le corps déjà pénétré d'un froid glacial (sinapismes aux jambes); mort dans la nuit.

» *Examen du cadavre. Crâne.* Tout l'hémisphère gauche du cerveau, hormis les extrémités des lobes antérieur et postérieur, se réduisait *en bouillie* sous la plus légère pression du doigt; une ligne, d'un *rouge pâle*, circonscrivait ce ramollissement; les parties placées hors de cette ligne, présentaient une multitude de points rouges au fur et mesure qu'on en faisait la section; l'hémisphère droit et les méninges étaient sains; les ventricules et les fosses occipitales contenaient plusieurs cuillerées d'une sérosité rougeâtre et limpide.

» *Abdomen.* L'estomac, fortement contracté sur

lui-même, présentait sa membrane muqueuse striée et plaquée de rouge. On fit la même remarque sur le duodenum ; tout le reste était sain.

Je ne m'arrêterai pas aux symptômes observés chez cette malade ; M. Avisard n'a assisté qu'à son agonie, et il n'a pu voir que ceux d'une apoplexie. Vous retrouvez dans les altérations du cerveau les deux degrés d'inflammation que nous avons vus si bien caractérisés dans les observations que je viens de vous citer. Aussi l'auteur regarde-t-il ce ramollissement comme le résultat d'une inflammation ; remarquez toutefois qu'ici il n'est pas question de suppuration. M. Avisard dit seulement que cette partie du cerveau circonscrite par une ligne d'un *rouge pâle* et environnée d'une atmosphère de vaisseaux injectés, se réduisait en bouillie sous la plus légère pression. Vous ne pouvez pas douter cependant de l'identité parfaite qui existe entre cette affection et les précédentes. Ce rapprochement est d'une grande importance en ce qu'il doit déjà vous faire pressentir que le ramollissement du cerveau en une espèce de bouillie, et celui où l'on trouve du pus mêlé à la substance cérébrale désorganisée, ne sont que des degrés de la même maladie. Vous verrez bientôt des observations qui nous conduiront de l'un à l'autre par des nuances insensibles.

N 2.

70 ans, constitution apoplectique, pesanteur et engourdissement des membres *gauches*, vomissemens spontanés, coma profond, immobilité de tous les membres. — *Injection des vaisseaux des méninges, ramollissement de la partie antérieure de l'hémisphère* droit *du corps strié et du corps calleux, mêlée de pus.* (Rochoux, Recherches sur l'apoplexie, pag. 178.)

« Baillet (Rodogune), âgée de 70 ans, d'un tempérament sanguin, d'une bonne et forte constitution, grosse, pléthorique, ayant le cou court, avait joui toute sa vie d'une bonne santé. Pendant l'hiver de 1812, elle fut prise d'une vive douleur de hanche, qui dura près de six semaines. Peu à peu elle commença à éprouver un sentiment de *pesanteur* et *d'engourdissement dans les membres gauches;* mais comme du reste sa santé n'était pas dérangée, elle ne tenait aucun compte de cet accident. Vers le 28 avril 1813, elle eut pendant un jour des vomissemens bilieux spontanés, à la suite desquels elle parut être dans son état ordinaire. Le 3 mai, en sortant de déjeuner avec appétit, elle tomba tout-à-coup sans connaissance : immobilité de tous les membres, rougeur de la face (tart. stib. vesic. jamb.). L'émétique ne produit aucun effet, et la connaissance ne revient pas.

» Le 4, on la transporte à la maison de santé dans l'état suivant : coma profond, visage rouge violet, vultueux, respiration assez libre, immobi-

lité de tous les membres, ventre resserré (8 sang.
temp. orang.).

» Le 5, absolument même état, déglutition très-
difficile; pouls, cent quarante-quatre, pas de selles
(même prescript. . Le soir, la respiration devient
râlante; mort dans la nuit. »

« *Ouverture du cadavre. Crâne.* La dure-mère
était très-adhérente et contenait une très-grande
quantité de sang dans les vaisseaux. Il en était de
même pour ceux de l'extérieur du cerveau.

» Toute la partie antérieure de l'hémisphère droit,
les trois quarts environ du corps strié de ce côté,
et une portion du corps calleux, en dehors, étaient
ramollis et réduits en une espèce de bouillie pultacée, qui semblait formée par une *trituration* de la
substance cérébrale avec du *pus*, et qui se laissait
facilement entraîner par un courant d'eau, de manière à laisser une sorte de grande *caverne*, bornée
en dedans par le ventricule, avec lequel elle ne
communiquait pas; en avant et en dehors, par une
légère couche de substance corticale retenue par
l'arachnoïde et la pie-mère. Le reste du cerveau,
de même que le cervelet, était très-sain et ferme;
les ventricules contenaient au plus deux gros de
sérosité.

» Les organes de la poitrine et ceux de l'abdomen
étaient dans la plus parfaite intégrité. »

§ I. Les symptômes de la maladie, au moment
où M. Rochoux put l'observer, ressemblent, à la
vérité, à ceux d'une violente apoplexie. Mais nous

retrouvons, dans ceux qui ont précédé, la marche lente et graduée que nous avons déjà signalée dans plusieurs observations de la lettre précédente. Pendant long-temps, les membres du côté *gauche* ont été pesans et engourdis, et l'altération avait son siége au côté *droit* du cerveau ; aussi M. Rochoux, en parlant des symptômes précurseurs des deux maladies dont il vient de rapporter l'histoire (*Voyez* l. Ier. n° 15), ajoute-t-il avec beaucoup de raison : « Il est peut-être encore vrai que si un observateur attentif avait pu voir et observer ces symptômes, ils lui auraient fait connaître dès-lors une altération profonde et cachée de la substance cérébrale. »

§ II. Le corps strié ne présentait aucune coloration particulière, et vous en voyez la cause dans les expressions remarquables dont se sert ce judicieux observateur pour caractériser cette espèce de bouillie pultacée, « qui semblait formée par une *trituration* de la substance cérébrale avec *du pus*, etc. » Cette description frappante de vérité confirme de la manière la plus claire et la plus positive ce que je vous disais de cet état dans lequel le pus, déjà mêlé à la pulpe cérébrale, n'est pas encore réuni en foyer : et vous devez y ajouter d'autant plus de confiance, que M. Rochoux ne regarde pas cette altération comme le résultat d'une inflammation.

N° 3.

36 ans, symptômes d'épilepsie pendant près de trois jours, ensuite convulsions moins fortes, puis soubresauts dans les tendons.

Ictère, paralysie avec contraction du côté *gauche*; mort subite le deuxième jour de l'entrée. — *Inflammation de l'arachnoïde des ventricules latéraux et de la surface du cerveau, plus marquée à droite qu'à gauche. Ramollissement avec suppuration du lobe moyen droit et du corps strié. Engorgement sanguin du foie; bile extrêmement épaisse.*

Dans le mois de novembre 1813, on apporta à l'Hôtel-Dieu, salle Saint-Charles, n° 5, un homme d'environ 36 ans, d'une forte stature, entièrement privé de connaissance, et sur la maladie duquel on ne put avoir aucun renseignement. Les membres supérieurs et inférieurs des deux côtés du corps fortement fléchis et agités de violens mouvemens convulsifs, ne pouvaient être étendus qu'en employant une force considérable. La bouche était entre-ouverte, la langue humide, les lèvres couvertes d'écume sans déviation des commissures à droite ou à gauche, les yeux renversés et grandement ouverts, la pupille presque insensible aux brusques variations de la lumière, le pouls dur, assez fort et si fréquent qu'on ne pouvait compter les pulsations. Toute la surface du corps était couverte d'une sueur abondante et visqueuse. Je crus d'abord que le malade n'avait qu'un accès d'épilepsie. Mais étant revenu plusieurs fois à son lit, et voyant qu'au bout de cinq à six heures il ne s'était fait aucun changement dans son état, je pensai qu'il avait une fièvre *pernicieuse* ou *ataxique*, et qu'il ne passerait pas la nuit. Cependant je lui fis appliquer des sinapismes aux pieds, et l'on parvint à lui faire avaler quelques cuillerées d'une potion antispasmodique.

Le lendemain, à la visite, même état, seulement le pouls était moins fort (julep antispasmodique, lavement purgatif ; le soir sinapismes aux genoux).

Le troisième jour, les mouvemens convulsifs ont presque disparu, mais il reste des soubresauts dans les tendons ; les sueurs ont cessé, les sensations sont moins obtuses, le malade bégaye quelques mots, cependant le pouls est petit et très-fréquent, les mains, les pieds, les jambes et les avant-bras sont froids, la langue est sèche (même prescrip. que la veille, les sinapismes sont remplacés par un vésicatoire au mollet).

Quatrième jour. Tous les symptômes nerveux ont disparu, la peau de la face est un peu jaune, la bouche est plus sèche, les extrémités sont toujours froides, point de sueurs ; on remarque un peu de *roideur* dans le côté gauche.

Cinquième jour. Toute la peau du corps est *jaune*, les urines sont colorées, déposent un sédiment blanc et léger ; sueur assez abondante, mais extrémités toujours froides, pouls insensible. Il se forme une escarre gangréneuse au coccix (kk. en lav., vin pur, vin de kk., décoct. de kk.).

Sixième jour. La langue est moins sèche, la parole plus libre, les mouvemens plus faciles, le malade se trouve mieux. Les membres sont toujours froids, douleur dans l'*épaule gauche*, toux légère.

Le septième. Le malade est assez gai, l'ictère diminue, les urines sont épaisses, troubles, sédimenteuses et très-brunes. Mais les membres du côté gauche sont comme *paralysés*, dans un état de *roideur permanente* ; la tête est toujours inclinée sur l'épaule gauche, et la face un peu tournée à droite, par la contraction des muscles du côté gauche du cou.

Le huitième. Même état que la veille.

Le neuvième. Le malade semblait être mieux, il s'était promené, on venait de panser ses vésicatoires, lorsqu'il mourut tout-à-coup.

Autop. cadav. Crâne. Beaucoup de sérosité épaisse entre l'arachnoïde et la pie-mère des deux côtés, mais plus abondante à droite qu'à gauche. Ramollissement de la substance grise à toute la surface du lobe moyen *droit* ; on le coupe par tranches et on trouve, au milieu de la substance blanche très-molle, plusieurs petits foyers de pus blanc et fluide, et du pus également réuni en plusieurs foyers dans l'épaisseur du corps strié du même côté. La substance grise des circonvolutions, et celle du corps strié, était aussi blanche que le centre ovale de Vieussens. L'arachnoïde, qui recouvre les deux ventricules latéraux, était *épaissie et granulée* à sa surface, la cavité de ces ventricules était remplie d'une sérosité trouble, lactescente.

Poitrine. Poumons crépitans, adhérences anciennes entre la plèvre costale et la plèvre pulmonaire, cœur sain.

Bas-ventre. Estomac et intestins sains, foie sain, mais gorgé de sang, dans la vésicule, beaucoup de bile épaisse semblable à du méconium.

§ I. Rien ne ressemble plus à un violent accès d'épilepsie, que l'état vraiment épouvantable dans lequel se trouvait le malade au moment de son arrivée ; seulement les mêmes syptômes durèrent sans interruption pendant près de trois jours. Vous verrez par la suite que cet aspect épileptiforme appartient spécialement aux affections de l'arachnoïde.

Les quatrième et cinquième jours, en même temps que les symptômes nerveux diminuent, un ictère se manifeste. On ne remarque plus que de la roideur dans le côté *gauche*. Mais l'ictère diminue : douleur dans l'épaule *gauche*. Le lendemain et jours suivans, *paralysie* avec *roideur permanente*, etc. , toujours du même côté. Vous voyez, par cette succession des symptômes, une oscillation remarquable de la fluxion inflammatoire entre l'encéphale et le foie ; la première diminue à mesure que la seconde se prononce et celle-ci disparaît bientôt quand la première reprend son énergie : ὁ σφοδρότερος ἀμαυροῖ τὸν ἕτερον, *vehementior obscurat alterum*. Quoique cette affection du foie n'ait duré que deux jours, nous en retrouvons cependant des traces après la mort, et elles sont proportionnées à sa durée et à son intensité. Elle est surtout remarquable en ce qu'elle n'a pu être produite par aucune commotion du foie, puisque l'affection cérébrale était spontanée.

Vous remarquerez aussi que les symptômes d'inflammation de l'arachnoïde ont été remplacés, d'une manière insensible, par ceux de ramollissement, qui à la fin sont devenus très-prononcés, et que l'épaississement de l'arachnoïde des ventricules, couverte de granulations, la sérosité trouble et lactescente qui les remplissait ne laissent aucun doute sur l'ancienneté et l'intensité de l'inflammation de cette membrane.

§ II. Je n'ai pas besoin de vous faire observer que les symptômes de ramollissement se sont montrés à *gauche*, et que la maladie existait entièrement du côté *droit* du cerveau. Je n'insisterai pas non plus sur ces petits abcès disséminés dans la substance cérébrale ramollie, comme preuve de la nature inflammatoire de cette altération ; je vous rappellerai seulement que dans ce cas-ci comme dans les précédens, la substance grise des circonvolutions et celle du corps strié n'étaient pas colorées ; ce qui prouve de plus en plus que si sa couleur foncée tient à la présence du sang, sa décoloration tient à la présence du pus.

§ III. La mort est survenue tout-à-coup dans le moment où le malade semblait hors de danger ; c'est un événement que nous aurons l'occasion de signaler dans bien des cas de suppuration du cerveau.

L'observation suivante est encore plus importante sous différens rapports. J'en retrancherai seulement tout ce qui serait sans intérêt pour nous.

§ IV. Clologe, militaire, âgé de 38 ans, reçut dans l'épaule droite un coup de lance, à la suite duquel se développa un anévrisme de l'artère axillaire, qui acquit un volume considérable. La tumeur paraissait sur le point de se rompre : la ligature de

l'artère sous-clavière, au-dessus de la clavicule, pouvait seule sauver le malade : il s'y décida : elle fut
pratiquée, le 3o mars 1819. Malgré les difficultés
que présentait l'opération, à cause de l'énorme développement de la maladie, une ligature fut passée
au-dessous de l'artère, en la soulevant ; on suspendit
plusieurs fois les battemens dans la tumeur ; mais
lorsqu'on la serra, le malade éprouva une douleur
très-vive dans le cou.

Le lendemain, la douleur diminua ; le membre
recouvra sa chaleur et sa sensibilité.

Les quatrième et cinquième jours, retour des douleurs.

Le septième, douleurs plus vives. On pratiqua
successivement quatre saignées, qui ne produisirent
point de soulagement durable.

Dans la nuit du septième au huitième jour, perte
de connaissance, agitation des membres inférieurs
principalement, pupilles immobiles, respiration
courte et fréquente, pouls petit, irrégulier.

Le huitième jour, renversement considérable de
la tête en arrière, alternatives d'agitation et d'affaissement ; mêmes symptômes que la veille, mort le
soir.

Autop. cadav. La ligature avait embrassé, avec
l'artère, les branches du plexus brachial qui viennent de la troisième paire.

L'extrémité postérieure de l'hémisphère *gauche*
du cerveau avait à sa surface une couleur *ver-*
dâtre; plus profondément, elle était désorgani-

sée, d'une mollesse diffluente et *de même couleur*; au milieu de cette altération existait un foyer purulent qui s'étendait jusqu'au ventricule latéral du même côté; il s'en écoula plus d'une cuillerée d'un liquide épais, *verdâtre*; à deux ou trois lignes autour de ce ramollissement, la substance cérébrale prenait un peu plus de consistance, était parcourue par des vaisseaux plus injectés que de coutume : ceux de la pie-mère étaient aussi un peu développés. Cependant, l'arachnoïde était partout lisse et transparente ; les ventricules ne contenaient qu'un peu de sérosité rougeâtre.

Vous voyez, dans cette observation, d'une part, une inflammation des nerfs de la troisième paire cervicale du côté *droit*, produite par la ligature, de l'autre, une inflammation du cerveau, développée, ce qui est très-remarquable, dans l'hémisphère *gauche* du cerveau. La substance grise des circonvolutions avait pris la couleur verdâtre du pus renfermé dans l'abcès situé plus profondément, et la substance cérébrale qui environnait cet abcès était molle, diffluente, et de même couleur que le pus. Les douleurs produites par la constriction de la ligature disparurent le lendemain, revinrent le quatrième jour, et augmentèrent jusqu'au septième d'une manière irrégulière, malgré quatre saignées. Ce n'est qu'à cette époque que se manifestèrent les symptômes propres aux affections cérébrales, et vous reconnaîtrez parmi ces symptômes ceux que nous avons rencontrés dans les observations précédentes; seulement les membres inférieurs ont paru plus agités que les supérieurs, ce qui tient à ce qu'on avait été obligé d'appliquer autour des épaules et des aisselles un bandage très-compliqué pour maintenir l'appareil, et prévenir les mouvemens inconsidérés qu'aurait pu faire le malade. Vous concevez d'ailleurs que l'attention était spécialement fixée sur l'anévrisme et les suites de l'opération, et qu'on a attaché peu d'intérêt aux symptômes d'une inflammation du cerveau à laquelle on ne s'attendait pas.

N.º 4.

81 ans, dysurie, mélancolie, *épilepsie* suivie d'*apoplexie* avec écume à la bouche; mort au bout de 3o heures, 6 jours après le premier accès. — *Calcul dans la vessie; abcès dans le ventricule* gauche; *ramollissement de la substance corticale des deux côtés.* (Extrait de Valisneri : Éphem. nat. curios., cent. 8. Append., p. 72.)

Alexandre Marchetti, professeur de mathématiques, etc., âgé de 81 ans, était tourmenté depuis très-long-temps par une difficulté d'uriner, accompagnée de douleurs atroces au moment de l'expulsion de l'urine, qui n'avait lieu que goutte à goutte ; les accidens augmentèrent, il tomba dans une profonde mélancolie, sa constitution déjà sèche et irritable se détériora de plus en plus. Il avait pris l'étude en horreur. Le 26 août 1714, il eut un accès d'épilepsie qui ne dura qu'un quart-d'heure, mais, quelques instans après , il fut pris d'un second accès plus grave que le premier; une saignée calma un peu les accidens; après l'usage de quelques antispasmodiques il se trouva mieux , montra de la gaieté et de l'esprit dans ses réparties; cinq jours après le premier accès d'épilepsie, il fut pris d'une violente attaque *d'apoplexie, avec écume à la bouche,* perte totale des facultés intellectuelles, et mourut au bout de 3o heures.

Tous les vaisseaux de l'intérieur et de l'extérieur du crâne étaient gorgés de sang , ce qui donnait aux parties molles une couleur noire.

La substance corticale du cerveau était si molle , que par le moindre contact elle était convertie en une matière fluide comme si elle n'eût jamais eu de cohésion : « *Admodum tenera erat , ut etiam leni attacu in fluidam substantiam converteretur quasi nunquam cohæsisset.* Ayant ouvert le ventricule gauche on y trouva un *abcès* du volume d'une grosse muscade, remplie d'une matière livide *, putride,* mais sans odeur. Une partie du plexus choroïde était *détruite,* et *corrompue;* le reste du cerveau était sain ainsi que la moëlle. La vessie contenait un calcul du volume d'un œuf de poule, rouge, irrégulier, hérissé de pointes.

§ I. Vous voyez ici, comme dans l'observation précédente , la maladie débutant par des symptômes épileptiques, avec cette seule différence que ,dans l'une, ils étaient continus, et que, dans l'autre, il y eut une légère rémission entre deux accès; ils se sont calmés aussi au bout de quelque temps. Enfin, cette amélioration sensible a été suivie d'une apoplexie avec *écume à la bouche*, c'est-à-dire, qu'elle a été accompagnée de symptômes nerveux qui n'appartiennent pas aux hémorragies cérébrales. Il n'est pas dit qu'il y ait eu paralysie, plutôt d'un côté que de l'autre, ni que le ramollissement de la substance *corticale* ait existé plutôt à droite qu'à gauche; il est donc à présumer que l'altération et les symptômes étaient également prononcés des deux côtés. Quoique la description de l'abcès, trouvé dans le ventricule, ne soit pas claire, elle ne laisse aucun doute sur l'existence d'une inflammation de ces parties. D'ailleurs, une partie du plexus choroïde était *détruite* et *corrompue*, ce qui ne peut avoir eu lieu sans une inflammation de l'arachnoïde.

Je ne vous ai pas parlé de la pierre trouvée dans la vessie : son volume, ses aspérités, etc., expliquent assez les symptômes dont s'est plaint le malade pendant plusieurs années.

On trouve encore, dans les auteurs, quelques exemples de ces ramollissemens du cerveau dans lesquels le pus mêlé à la substance cérébrale et difficile à reconnaître, a cependant été soupçonné. Malheureusement, presque toutes ces observations sont tellement tronquées qu'elles ne peuvent servir qu'à confirmer des vérités déjà démontrées par celles qui sont plus détaillées.

§ II. Ernest-Gottl Schmidt (Obs. chirurg., tetr., obs. 3.), dit avoir trouvé sur un militaire, mort avec des douleurs violentes et d'autres symptômes cérébraux survenus à la suite d'un coup, tout l'hémisphère droit et une partie du gauche, transformés en une substance semblable à de la gélatine très-liquide, diffluente au moindre contact ou plutôt à une collection de pus. « *Substantia gelatinæ quidam liquidiori sive colliquamento potius similis esset, levissimoque contactu difflueret.* » Vous voyez, par ces expressions de Schmidt, que le pus n'était pas encore rassemblé en foyer, mais que cependant cet état du cerveau diffluent, ressemblait plus à un abcès qu'à toute autre chose.

§ III. Kaav (nov. comm. acad., sc. pétropol., t. 1, observations anat., 3.) rapporte que, faisant l'ouverture du corps d'un individu, qu'on avait trouvé mort sur un chemin, il trouva la surface de l'extrémité antérieure des deux hémisphères transformée en un mucus jaunâtre et fétide, dans lequel flottaient les vaisseaux libres de la pie-mère. « *In mucum flavum fetidum versus cortex, ut vascula piæ-matris libera in illo fluctuarent.* » Morgagni, qui cite cette observation (epistol. 9, n° 19), la compare aux deux précédentes, à une autre de Curtius (1), et à plusieurs autres qui lui sont propres (voyez celles que nous avons rapportées ou que

---

(1) *Voyez* la note de l'ouvrage de Charles Curtius, intitulé *Discussioni di un raro morbo cutaneo.* Il s'agit d'une jeune femme qui mourut dans un état apoplectique, et chez laquelle il trouva tout l'hémisphère droit transformé en une substance muqueuse, qui suivait la pointe du scalpel en s'allongeant comme un fil.

nous citons un peu plus loin), dans lesquelles la substance cérébrale était également ramollie, diffluente et jaunâtre, etc.; il regarde la première altération comme un abcès, et les autres comme une désorganisation d'une nature particulière et indépendante de toute inflammation. Il est vrai que vous ne pouvez méconnaître dans l'altération décrite par Kaav, cet état de suppuration naissante, que vous avez vu si bien caractérisé dans les trois premières observations que vous venez de lire. Mais sur quoi se fonde Morgagni pour établir cette distinction entre des affections qui se ressemblent sous tant de rapports que lui-même a cru devoir les rapprocher? La seule circonstance qui le tire de son incertitude, c'est l'odeur fétide de ce mucus jaunâtre, odeur dont il n'est pas question dans les autres observations. *Fœtor autem in nulla allia est ex propositis observationibus memoratus*, etc. Mais vous savez que le pus a très-rarement une odeur, je ne dirai pas fétide, mais même un peu prononcée dans les abcès les plus considérables, lorsque le foyer ne communique pas avec l'air extérieur. Cette distinction n'est donc pas fondée, et Morgagni lui-même n'y aurait pas pensé, malgré l'importance qu'il attache à cette odeur fétide, s'il avait pu comparer un plus grand nombre de faits analogues et surtout des faits mieux observés : il n'aurait vu là que des nuances de la même maladie, c'est ce qui vous paraîtra, j'espère, démontré jusqu'à l'évidence.

Je dois encore vous faire observer que, dans l'observation de Kaav, la substance grise était jaunâtre, comme dans les observations précédentes, et, par la même cause, la présence du pus.

§ IV. Vous pouvez rapprocher de ces observations celle que rapporte Phil. Salmuth (cent. 1, Obs. 12) d'un jeune étudiant de Leipsick, qui reçut un coup du côté gauche de l'occipital, avec fracture, etc. Le neuvième jour il eut de la fièvre, et, bientôt après, une paralysie du côté *droit,* du délire avec perte de mémoire. Ces symptômes, après avoir diminué pendant quelque temps, reparurent ensuite avec plus d'intensité : la paralysie fut plus forte. Après la mort, on trouva le côté *gauche* du cerveau *fort ramolli : « Sinistra pars cerebri multo laxior apparebat ; »* et la dure-mère correspondante entièrement livide.

Quoiqu'il ne soit pas ici question de pus, vous ne pouvez pas douter que cette altération ne soit de même nature que les précédentes, c'est-à-dire, le résultat d'une inflammation produite ainsi que celle des membranes par la fracture du crâne, seulement elle était moins avancée. Les symptômes sont aussi ceux d'une inflammation simultanée du cerveau et de l'arachnoïde ; d'une part, paralysie du côté opposé au ramollissement ; de l'autre, *délire.* Remarquez aussi que ces symptômes ont diminué pendant plusieurs jours, pour revenir ensuite avec plus d'intensité.

N° 5.

*Céphalalgie , phrénésie, mouvemens convulsifs, mort subite.
— Ulcérations de la dure-mère, ramollissement et suppuration
du cervelet.* (Pierre Pauv.; Obs. anat., 8.)

Un individu , qui depuis deux ans se plaignait
de douleurs vers l'occiput, fut pris enfin de *phrénésie*
accompagnée de *mouvemens convulsifs* , et mourut
subitement. On trouva la dure-mère corrodée dans
quelques points et percée de différens trous, principalement au sommet de la tête , vers l'union de
la suture sagittale avec la coronale. Il s'écoula
par ces trous du sang presque concret, noir et un
peu fétide. Les vaisseaux des deux méninges étaient
distendus par du sang de même nature. On trouva
dans le cervelet un *abcès* plein d'une humeur
peu naturelle , de couleur *citrine* , *un peu pâle*.
La substance du cervelet était beaucoup plus molle
que celle du cerveau.

§ I. Dans cette observation comme dans presque
toutes celles des anciens, les symptômes sont expri-
més avec un laconisme dont nous devons d'autant
plus gémir que nous possédons peu de données sur
tout ce qui concerne le cervelet. Toutefois, vous
voyez d'une part des maux de tête qui durent deux
ans , et une affection chronique de la dure-mère,
ulcérée, perforée ; de l'autre , une *frénésie* accompagnée de mouvemens convulsifs , et des traces

d'inflammation aiguë des méninges et du cervelet, ce qui doit vous rappeler les symptômes observés dans les cas d'inflammation aigué et simultanée de l'arachnoïde et du cerveau que nous avons examinés. Mais c'est surtout pour l'altération de la pulpe nerveuse que je vous ai rapporté cette observation. La substance du cervelet, beaucoup plus molle que celle du cerveau, contenait un *abcès* plein d'une humeur *peu naturelle*, de couleur *citrine un peu pâle.* Qu'est-ce qu'un pareil abcès, sinon cette suppuration commençante dont nous avons parlé ; cet état, où il ne manque plus au pus encore mêlé à la substance cérébrale, pour former un véritable abcès, que d'être réuni en masse assez considérable pour être appréciable au premier coup-d'œil ? Si vous comparez cette description remarquable sous le point de vue qui nous occupe, avec tout ce qui précède, vous concevrez l'embarras de l'auteur pour rendre les sensations qu'il a dû éprouver, et vous apprécierez la valeur de chacune des expressions dont il se sert.

Il paraît que ce malade, ainsi que celui de l'observation n° 3, est mort au moment où l'on s'y attendait le moins.

§ II. J'ai commencé par les observations dans lesquelles le pus était en partie infiltré, en partie réuni en foyers déjà assez considérables pour être distincts ; vous en avez vu d'autres dans lesquelles sa présence au milieu de la substance cérébrale était encore facile à démontrer. Dans celles qui suivent, nous ne pourrons constater son existence que par analogie.

N° 6.

56 ans, perte de connaissance, aphonie; paralysie du côté droit; retour de l'intelligence et de la sensibilité des membres paralysés; commissure tirée à gauche; mort le huitième jour. — Ramollissement en bouillie de la substance blanche du cervelet, du côté gauche seulement. (Obs. communiquée par M. Rougier, élève interne à l'Hôtel-Dieu.)

Lefebvre (Joseph), âgé de 56 ans, d'une stature moyenne, d'un embonpoint médiocre, perdit tout-à-coup connaissance, le 11 juillet 1818, et lorsqu'il revint à lui il ne pouvait plus parler : tout le côté *droit* du corps était paralysé ; un médecin prescrivit un vomitif, ensuite des sangsues à l'anus et un vésicatoire au cou. Ces moyens ne produisirent aucun changement dans l'état du malade ; il fut transporté à l'Hôtel-Dieu le troisième jour, 14 juillet.

Il avait *toute sa connaissance*, toutes les parties du corps étaient sensibles, mais le côté *droit* était immobile ; la commissure des lèvres était déviée à *gauche*, la face tuméfiée, le pouls plein, dur et fréquent ; du reste, la respiration était libre et facile.

Le lendemain, même état, (saignée de trois poëlettes, répétée le soir : orge tamarin.)

Le quatrième jour, légère amélioration, le malade prononce quelques mots ; mais le pouls est très-irré-gulier et variable d'un moment à l'autre ; tantôt fort et fréquent, tantôt petit et lent, quelquefois il est inter-mittent après deux pulsations; d'autres fois, après trois ou quatre : enfin, il est souvent redoublé, ou comme on dit, *bis feriens*. (Dix sangsues au cou, sinapismes aux cuisses, même boisson.) Le cinquième jour, le pouls est moins irrégulier ; du reste, même état. (Saignée du pied de deux poëlettes.) Le sixième jour, constipation depuis l'entrée du malade ; l'é-vacuation de l'urine a lieu goutte à goutte par re-gorgement : on en retire par le cathétérisme, plein un grand bassin ; du reste, même état. (Dix - huit sangsues au cou, sinapismes aux pieds.) Le soir, prostration, perte de la sensibilité de l'œil et de la paupière du *côté droit*, globe de l'œil comme flétri, respiration toujours facile, pouls plein, fort et fréquent. (Douze sangsues au cou.) Mort dans la nuit du 19 au 20 juillet, huit jours après l'invasion de la maladie.

Autop. cad. Les méninges et la substance céré-brale étaient légèrement injectées; les deux hémis-phères, examinés avec soin, n'ont offert aucune altération. Le cervelet, à l'extérieur, paraissait sain aussi; mais, à l'intérieur, la substance blanche de l'hémisphère *gauche* était ramollie et réduite en bouillie; l'hémisphère droit était sain. Aucune alté-ration remarquable dans les organes pectoraux et abdominaux.

(136)

§ I. Il faut avouer qu'il n'était guère possible de soupçonner la nature et le siége de la maladie.

Au moment où le malade a été apporté à l'hôpital, il offrait tous les symptômes de l'apoplexie ; mais c'était le troisième jour, et vous avez vu dans les Observations, nᵒˢ 4, 5 et 6 de la Lettre précédente, que les mouvemens convulsifs, la contraction spasmodique des muscles paralysés, n'avaient pas tardé à faire place à une flaccidité complète. (*Voyez* aussi l'Obs. nᵒ 2 de M. Rochoux, et les Réflex. judicieuses de l'auteur, § I.) Dans les Observations nᵒˢ 11, 13 et 14, Lettre première, ces mêmes symptômes ne se sont montrés que par accès très-courts, et à des intervalles assez éloignés, ensorte qu'il eût été possible de ne pas les remarquer. (*Voyez* surtout un peu plus loin, l'Obs. nᵒ 9.) Enfin les muscles du côté droit qui était *immobile*, pouvaient aussi bien être contractés que flasques et relâchés.

§ II. Quant au siége de la maladie, dans le cervelet, la respiration était libre, et vous savez qu'on a donné le trouble de cette fonction comme un des signes des affections de cet organe.

L'évacuation de l'urine avait lieu par regorgement ; on a sondé le malade, et ces circonstances qui peuvent vous paraître peu importantes, le sont cependant beaucoup. Le docteur Gall regarde le priapisme comme un symptôme de l'inflammation du cervelet ; et il croit que dans les Observations où il n'en est pas fait mention, on a négligé d'en constater l'existence. Mais ici, comme on a été obligé de sonder le malade, il eût été impossible de ne pas s'en apercevoir. Vous n'attribuerez pas non plus cette accumulation de l'urine dans la vessie à un état spasmodique de l'urètre, puisqu'elle s'écoulait goutte à goutte, par regorgement. La distension de la vessie était la suite de sa paralysie, accident commun dans les affections cérébrales. Une autre remarque importante, c'est que le malade avait toute son intelligence, ce qu'on n'observe ordinairement ni dans les inflammations du cerveau, ni dans les apoplexies de cet organe. Le pouls était d'une irrégularité vraiment extraordinaire, quoiqu'il n'existât aucune maladie du cœur. Ce qui est encore fort remarquable, c'est que la paralysie occupait exactement tout le côté droit du corps, et que la maladie ne s'étendait pas au-delà du côté gauche du cervelet ; et il est extrêmement rare que les maladies de cet organe soient bornées à un seul lobe. Au reste, nous reviendrons sur toutes ces circonstances, quand nous aurons rapporté un plus grand nombre de maladies du cervelet.

§ III. Morgagni (de sedibus, etc., epist. 3, n° 24) rapporte aussi une observation dans laquelle le cervelet était ramolli, etc. ; mais comme cette altération était peu étendue et compliquée d'inflammation de l'arachnoïde et d'épanchement de sang, je ne puis que vous l'indiquer en passant.

N° 7.

70 ans, constitution apoplectique, espèce d'attaque d'apoplexie terminée spontanément ; un an après, céphalalgie, éblouisse-mens, chute sur le côté *gauche*, paralysie du sentiment et du mouvement du même côté ; douleurs lancinantes dans le bras paralysé, roide et fléchi, amélioration sensible ; le dix-hui-tième jour, paralysie des deux côtés, etc. ; mort le vingt-unième. — *Transformation en une bouillie blanchâtre de la couche des nerfs optiques, du corps strié, et d'une partie de l'hemisphère droit ; altération semblable du gauche, mais moins avancée, et bornée à sa partie superieure et à la voûte à trois piliers.*

Bourgoin (Marie), âgée de 70 ans, marchande à la halle, joignant à une très-petite taille un embonpoint monstrueux, une tête peu volumineuse, un cou gros et court, et une figure enluminée à la manière des personnes habituées aux boissons alcooliques, sujette à de fréquentes douleurs de tête, eut en 1817 des étourdissemens fréquens, tomba même un jour sans connaissance, mais, au bout de quelques instans, put se relever seule, et le lendemain, sans qu'on ait rien fait, fut en état de reprendre ses occupations. Au commencement de novembre 1818, elle éprouva de nouveau de la céphalalgie avec pesanteur de tête, des étourdissemens fréquens, des fourmillemens dans les membres ; enfin, le 7 novembre, elle tomba sans connaissance au milieu de sa chambre ; on la releva quelques

instans après, et presque aussitôt on lui appliqua des
sangsues derrière les oreilles ; peu à peu elle revint
à elle, recouvra l'usage de la parole et le libre exer-
cice de ses facultés intellectuelles , mais elle s'aperçut
qu'elle avait perdu la faculté de mouvoir les
membres du côté gauche et de percevoir la sensation
des corps extérieurs.

Elle fut apportée à l'Hôtel-Dieu deux jours après
9 novembre, dans l'état suivant : face tuméfiée,
œil *gauche* recouvert par la paupière supérieure paralysée, dilatation considérable et immobilité de la
pupille, perte de la vision, œil droit ouvert, pupille mobile point dilatée, vision distincte, distorsion de la bouche tirée vers l'oreille *droite*, déviation de la langue à gauche lorsqu'elle sort de la
bouche, large ecchymose étendue de l'oreille *gauche*
à la base de la mâchoire inférieure et au sourcil.
(La malade était tombée sur une chaise.) Paralysie
complète du sentiment et du mouvement des membres du côté gauche, avec *douleurs lancinantes très-
vives* qui reviennent de temps en temps spontanément, céphalalgie intense et gravative rapportée
surtout aux deux tempes, parole facile, réponses
justes, respiration libre, pouls fréquent, *dur, plein
et fort*; chaleur modérée, excrétion volontaire des
matières fécales et de l'urine. (Lav. purgat., pédiluves sinapisés.)

Le lendemain, quatrième jour de la maladie, persistance des mêmes symptômes, douleurs pongitives dans le bras paralysé, quoique la peau soit in-

sensible, etc., etc. (Inf. d'arnica, avec esprit de mendérérus, ℥ iij ; lav. purgat., saignée du bras, diète.) Le soir, moins de dureté et de force dans le pouls.

Cinquième jour, rémission des symptômes, langue humide, sortant sans dévier, mouvemens plus faciles des membres paralysés, du reste mêmes symptômes. (Même prescript. moins la saignée.) Dans la journée, tendance à l'assoupissement, bâillemens, pouls peu résistant, peu fréquent, sommeil la nuit.

Sixième jour, point de céphalalgie, douleurs assez vives à l'œil *gauche* sans aucune altération apparente ; retour de la sensibilité du côté paralysé. (On ajoute aux prescriptions précédentes des frictions avec un liniment volatil camphré.)

Septième jour, étourdissemens, tête pesante, vertiges, éblouïssemens, tendance à l'assoupissement. (Même prescript. plus une saignée du pied.)

Huitième jour, retour des douleurs dans les tempes, *roideur* du bras gauche, pouls dur, concentré et fréquent ; du reste, mêmes symptômes que la veille. Dans la soirée, un peu de rémission.

Neuvième et dixième jours, mieux être général, mouvemens des membres paralysés plus étendus, plus libres ; cessation de la paralysie de la paupière supérieure gauche, léger retour de la vision. (Même prescript.)

Onzième jour. Œil droit rouge et douloureux,

céphalalgie intense rapportée au fond de l'orbite du même côté. (12 sangsues à la tempe droite, pédiluves sinapisés.)

Du douzième au seizième jour. Tous les symptômes fâcheux disparaissent complètement, la sensibilité et le mouvement augmentent de jour en jour, la vision est distincte, cependant la malade se plaint toujours de vives douleurs vers les tempes, le pouls est toujours un peu résistant, dur et concentré sans fréquence. Dans la soirée du seizième jour, on s'aperçut que la malade regardait spécialement les objets situés à sa droite, et qu'elle avait de fréquentes illusions d'optique.

Dix-septième jour. Céphalalgie intense, *flexion permanente et roideur* du bras paralysé ; du reste, mêmes symptômes. (Continuation de l'arnica avec acétate d'ammoniaque et des lav. purgat.)

Dix-huitième jour. Coma profond, prostration, insensibilité absolue, les bras soulevés retombent comme des corps inertes, respiration bruyante par intervalle ; pouls dur, fréquent, régulier. (Saignée du bras, vésicatoires aux cuisses, mêmes médicam. internes.)

Dix-neuvième jour. Face cadavéreuse, pouls très-inégal, irrégulier, concentré, persistance des autres symptômes. (Saignée, frict. avec linim. vol. camphré ; arnica avec mendérérus.)

Vingtième jour. Respiration stertoreuse, quelques mouvemens convulsifs dans *les deux bras* toujours paralysés, pouls toujours dur. (Saignée du bras, mêmes médicam.)

Vingt-unième jour. Mêmes symptômes, les mouvemens convulsifs ne cessent qu'une heure avant la mort, qui a lieu à huit heures du matin.

Autopsie cadavérique, vingt-six heures après la mort.

Téte. Cerveau petit, pie-mère un peu injectée en arrière dans une étendue de six lignes de diamètre environ; l'hémisphère *droit* du cerveau mou et comme fluctuant, étant incisé, a offert la parois supérieure du ventricule droit considérablement ramollie, ainsi que la couche des nerfs optiques et une portion du corps strié; les vaisseaux qui se rendaient à ces parties s'en séparaient très-facilement; la substance cérébrale, en cet endroit et jusqu'à la partie inférieure du lobe postérieur du même hémisphère, était réduite en une espèce de bouillie moins blanche que la substance médullaire du cerveau dans l'état sain. L'hémisphère *gauche* était plus consistant en général; cependant, une altération semblable à celle qui intéressait le droit se remarquait à sa partie supérieure et à la voûte à trois piliers. La membrane séreuse du ventricule ne paraissait pas altérée sur le corps strié, mais dans tous les autres points de cette cavité qui étaient ramollis, on ne distinguait plus l'arachnoïde, elle semblait détruite; les plexus choroïdes de l'un et de l'autre ventricule étaient sains. La partie inférieure de l'hémisphère gauche était aussi consistante qu'à l'ordinaire; aucun épanchement dans les ventricules, aucun caillot dans la substance du cerveau, rien de remarquable dans la poitrine et l'abdomen (1).

§ I. Rien de plus irrégulier que l'histoire de cette maladie, aussi a-t-elle été désignée sous le nom de fièvre ataxique, même après l'ouverture du cadavre. Voyons cependant si nous ne pouvons pas expliquer, d'une manière fort simple, ces prétendus phénomènes essentiels.

Je ne vous rappellerai pas les symptômes précurseurs qui, pendant un an, ont tourmenté cette femme, éminemment disposée aux affections cérébrales. Elle tombe tout-à-coup, et sur le côté paralysé, comme le prouve la large ecchymose de la face (c'est une circonstance commune dans les hémilégies en général et sur laquelle nous reviendrons); après l'application de sangsues derrière les oreilles, elle recouvre la parole et l'intelligence, mais reste paralysée de tout le côté *gauche*. Jusque-là rien qui ne ressemble à une apoplexie. Mais il existe en même temps une céphalalgie intense, des douleurs lancinantes dans les membres et dans l'œil pa-

---

(1) Quoique j'aie suivi moi-même cette maladie avec beaucoup d'intérêt, c'est à M. Martin Solon, élève interne de la salle où elle était traitée, que je dois les détails les plus circonstanciés d'après lesquels j'en ai rédigé l'observation.

ralysés. Après une amélioration sensible , le huitième jour , *roideur* du même bras, qui se dissipe
encore. Le dix-septième jour, *flexion permanente et
roideur du bras paralysé*. Ce sont là des symptômes
non équivoques de ramollissement, et en effet, on
trouve, après la mort, la plus grande partie de
l'hémisphère *droit* comme fluctuante, la couche des
nerfs optiques et une portion du corps strié sont,
ainsi que le reste, transformés en une espèce de
bouillie blanchâtre ; la substance grise a donc changé
de couleur ; sans doute, parce que , comme dans
les observations précédentes , elle était déjà imprégnée de pus, et cela est d'autant plus probable , que
les vaisseaux qui s'y rendent semblaient flotter dans
cette bouillie, comme dans l'observation de Kaav
(n° 4 , § III) , ceux de la pie-mère étaient
libres et *flottans* au milieu de ce mucus *jaunâtre*
et *fétide* , et que la malade n'est morte que le vingt-
unième jour, après deux rémissions complètes.
Mais poursuivons. Le onzième jour, l'œil droit,
jusqu'alors sain, devient douloureux ; le seizième,
les yeux se dévient à droite ; le dix-huitième, le côté
droit du corps est, de même que le gauche, complètement paralysé et affecté comme lui de mouvemens
convulsifs ; et l'on trouve, dans l'hémisphère *gauche,*
une altération semblable à celle du droit, mais
moins avancée et occupant une étendue moindre.
Cet hémisphère est aussi plus consistant que le droit.
Vous voyez que , jusqu'ici , les symptômes coïncident

assez exactement avec les altérations. Seulement ils
ont offert dans leur marche une intermittence, une
irrégularité peu communes. Mais d'abord vous savez
que les inflammations de tous les organes sont sus-
ceptibles d'éprouver ces rémissions et ces exacerbations successives, et, dans les observations précédentes, vous avez déjà pu remarquer que celles du
cerveau et de ses membranes y sont particulièrement
exposées. Ensuite, il faut tenir compte de l'influence
du traitement. Jusqu'au quatrième jour, point de
prescription remarquable, point de changement,
saignée du bras ; cinquième et sixième jour, rémission. On continue les dérivatifs irritans et les médicamens stimulans. (Arnica, esprit de mendérérus,
℥ iij.) Septième jour, étourdissemens, somnolence ;
saignée du pied. Huitième jour, au soir, rémission,
qui continue jusqu'au dixième jour ; même traitement irritant et stimulant ; onzième jour, retour
des accidens, sangsues à la tempe droite : du douzième au seizième, disparition des symptômes, toujours même traitement. Dix-septième et jours suivans, retour des accidens, qui augmentent, dès-lors,
jusqu'à la mort, malgré les saignées. Vous voyez
que l'ataxie des symptômes a suivi, d'une manière
assez régulière, celle du traitement ; je vous laisse le
soin de tirer, de ces rapprochemens, des conséquences qui se présentent d'elles-mêmes.

N° 8.

Chute sur la tête, après la guérison accès épileptiques, altération des facultés intellectuelles, etc. ; mouvemens convulsifs, puis paralysie du bras droit, mort plusieurs mois après la chute. — Vis-à-vis du lobe antérieur gauche, adhérence de la dure-mère épaissie avec l'arachnoïde, et de celle-ci avec le cerveau ramolli.

Marie Lucas, bijoutière, âgée de 40 ans, d'un tempérament sanguin nerveux, d'un embonpoint médiocre, ayant les muscles saillans, les cheveux et les yeux noirs, fit une chute sur la tête en 1814. Il paraît qu'elle produisit des accidens graves, car on pratiqua plusieurs saignées, et même on nous dit que le trépan avait été appliqué. Après la guérison de la plaie de tête, cette femme resta sujette à des accès d'épilepsie qui revenaient à la moindre contrariété. Vers la fin de janvier 1815, on s'aperçut que son intelligence s'affaiblissait ; elle avait souvent des absences ; ces symptômes augmentèrent subitement : et le 1ᵉʳ février on l'apporta à l'Hôtel-Dieu, salle Sainte-Monique ; du reste, ces accidens n'avaient pas altéré sa constitution ; elle avait conservé les apparences d'une santé florissante.

Le jour de son entrée, elle était dans un état de stupeur, sans connaissance, la face un peu injectée était agitée de mouvemens convulsifs, ainsi que les yeux et le *bras droit ;* lorsqu'on touchait la région épigastrique, les convulsions augmentaient ; la respiration était laborieuse et bruyante (2 sinap. aux jambes, vésicat. à la nuque et à l'épigastre, lav. purgatif). La constriction des mâchoires ne permit pas de lui faire avaler l'eau émétisée qu'on était dans l'intention de lui donner.

Pendant les deuxième et troisième jours, même état de stupeur, continuation des mouvemens convulsifs du bras droit, devenus plus fréquens et plus forts. Engourdissement, commencement de paralysie du membre. On continue l'emploi des dérivatifs, la mort survient dans la nuit du troisième au quatrième jour, plusieurs mois après la chute.

Autop. cad. Une cicatrice longitudinale, d'environ un pouce et demi d'étendue, existait à la peau du crâne qui recouvre la bosse frontale gauche. Vis-à-vis de cette cicatrice, l'os était parfaitement sain à l'extérieur et à l'intérieur ; on ne trouva nulle part de traces du trépan. Au niveau du lobe antérieur gauche du cerveau, la dure-mère était épaissie et adhérente par l'intermédiaire de l'arachnoïde à la substance *grise*, qui, dans cet endroit, était extrêmement *molle*, *pulpeuse*, et d'une couleur *jaunâtre*. Une grande partie du lobe antérieur avait subi la même altération ; le reste de l'hémisphère gauche était sain, et contrastait singulièrement par sa consistance et sa couleur avec l'altération du lobe antérieur. L'hémisphère droit était aussi parfaitement sain. Dans la poitrine et l'abdomen on ne trouva rien de particulier.

§ I. Il est évident que cette femme a eu, à la suite de sa chute, une inflammation considérable de la dure-mère et de l'arachnoïde vis-à-vis du lieu de la percussion, que cette inflammation, combattue par des moyens convenables, se termina par adhérence, c'est-à-dire, par l'organisation de la substance albumineuse, épanchée entre la dure-mère et l'arachnoïde ; que cependant, à cette inflammation, succéda une irritation habituelle des parties environnantes, à laquelle il faut attribuer cette disposition aux accès épileptiques ; qu'enfin, cette irritation se communiquant au cerveau, a fini par produire le ramollissement de cet organe, et, par suite, l'engourdissement et les mouvemens convulsifs du bras du côté opposé. Il paraît que ces symptômes ne se sont pas étendus jusqu'à la jambe : aussi la paralysie était-elle incomplète, et l'altération peu étendue. (*Voy.* Lettre prem. , Obs. 3 , § II.) Remarquez que ce n'est que sur la fin de janvier qu'on s'aperçut d'une altération dans les facultés intellectuelles ; ces symptômes augmentèrent ensuite subitement, et la mort eut lieu quatre jours après. Il faut donc attribuer les derniers accidens à l'affection du cerveau.

§ II. Dans toutes les observations précédentes, où la substance grise désorganisée était devenue blanche ou jaunâtre, vous avez pu facilement vous convaincre que ce changement de couleur était dû à la présence du pus, puisque nous en avons trouvé réuni en petits foyers distincts. Ici, la chose n'est plus aussi manifeste :

mais vous ne pouvez douter que cette altération ne soit le résultat d'une inflammation, car elle existait vis-à-vis de la partie du crâne qui avait été contuse, et de la portion de l'arachnoïde qui avait été enflammée. La cause première de cette altération est donc, comme dans les cas précédens, l'inflammation ; les résultats sont les mêmes, la décoloration de la substance grise désorganisée : il est difficile de ne pas admettre que les phénomènes intermédiaires ont été les mêmes, c'est-à-dire, qu'il y a eu formation et infiltration de pus dans la substance grise ; que c'est à sa présence qu'elle devait sa couleur jaunâtre.

§ III. Vous trouverez dans la Bibliothèque médicale, cahier d'août 1820, pag. 230, une observation de M. Avisard, analogue à la précédente pour les altérations pathologiques ; malheureusement elle est peu détaillée, en voici les principales circonstances : la malade était âgée de 80 ans, avait perdu depuis quinze jours l'usage de ses facultés intellectuelles et motrices ; « sensibilité très-obtuse, contraction des *avant-bras sur les bras*, conjonctives injectées, pupilles contractées, pommettes rouges, peau chaude, abdomen indolent. » On avait administré plusieurs doses d'émétique, sans obtenir d'évacuations. Dix sangsues au cou ; au bout de six jours, augmentation des symptômes : vésicatoires aux cuisses ; mort le lendemain.

Ouverture du corps. Arachnoïde et pie-mère fortement injectées et ecchymosées en plusieurs points, adhérentes au cerveau et à la dure-mère, dans une étendue de deux pouces ; tout l'hémisphère droit du cerveau réduit en une bouillie tellement diffluente, qu'elle s'écoula aussitôt que la substance corticale fut divisée ; hémisphère opposé sain : dans les ventricules et les fosses occipitales, une assez grande quantité d'un fluide rougeâtre et puriforme. Estomac et intestins grêles distendus par des gaz, membrane muqueuse parsemée de larges plaques rouges.

Quoique cette description laisse beaucoup à désirer, la flexion des membres supérieurs ne permet pas de confondre cette paralysie avec celle qui est produite par une apoplexie ; il est probable qu'il a existé quelque différence entre les symptômes observés du côté droit et ceux du côté gauche. M. Avisard regarde les adhérences de l'arachnoïde au cerveau, et à la dure-mère, l'injection de cette membrane et l'épanchement de sérosité rougeâtre et puriforme, comme des preuves d'une inflammation ; ce qui le porte à penser que l'altération du cerveau était aussi le résultat d'une inflammation ; et vous avez vu combien ce ramollissement ressemblait à une suppuration.

Enfin, M. Avisard attribue chez cette malade, ainsi que chez celle dont je vous ai rapporté l'histoire, n° 1, § VII, l'inflammation de la membrane muqueuse de l'estomac et du commencement du canal digestif, à l'administration réitérée de l'émétique.

§ IV. Morgagni rapporte aussi (epist. XI, n° 22)

l'observation d'une vieille femme, qui, ayant déjà eu une attaque d'apoplexie, en éprouva une seconde, à la suite de laquelle elle resta stupide et hémiplégique, etc. Les vaisseaux du cerveau étaient injectés, et il était si mou que, dans quelques points, en séparant la dure-mère, on enlevait la substance corticale avec l'arachnoïde qui adhérait à l'une et à l'autre, etc. Tout ce que nous pouvons conclure de cette observation, c'est qu'il a existé, comme dans les précédentes, une inflammation de l'arachnoïde qui s'est terminée par adhérence, puis une inflammation du cerveau sous-jacent, etc ; mais elle est d'un laconisme si obscur, que toute autre conjecture serait trop hasardée. Une chose qui mérite cependant d'être notée, c'est que Morgagni attribue l'hémiplégie de cette vieille femme au ramollissement du cerveau, *qui ne lui permettait plus de sécréter le fluide nerveux.*

N° 9.

23 ans, accouchement. Symptômes de péritonite chronique, émétique, convulsions, paralysie du côté *droit* avec mouve-mens convulsifs de temps en temps. Mort trois jours après. — *Arachnitis chronique, ramollissement de la subst nce corticale vers le côté externe et supérieur du lobe moyen gauche, dans l'étendue d'une noisette ; pleurésie et péritonite chroniques.*

Mlle B** (Marie), âgée de 23 ans, petite, blonde, d'un tempérament lymphatique, entra à l'Hôtel-

Dieu (salle Sainte - Jeanne , n° 12), le 2 juin 1814, pour une prétendue hydropisie pour laquelle on lui avait, disait-elle, pratiqué la ponction trois mois auparavant. La figure était pâle, la peau blanche, le tissu cellulaire des jambes un peu engorgé, le ventre volumineux, mais souple et même mou, un peu douloureux à la pression, la peau de l'abdomen éraillée le long de la ligne médiane et d'un jaune couleur de safran. Ces deux dernières circonstances éveillèrent mes soupçons, et après une foule de réponses contradictoires, la malade finit par m'avouer qu'elle était accouchée trois mois auparavant à l'hospice de perfectionnement, où ses parens croyaient qu'on lui avait pratiqué la ponction ; que la couleur jaune de la peau du ventre était due, comme je l'avais pensé, à des applications de laudanum, qu'un médecin avait prescrites, pour calmer des douleurs qu'elle éprouvait, dans l'abdomen, depuis près de deux mois et auxquelles s'était joint du dévoiement.

Pendant sept à huit jours la malade eut vers le soir des frissons suivis de chaleur, le pouls était habituellement petit et fréquent, la langue pâteuse, le moral un peu exalté. (Fomentat. et lavem. émol. avec décoct. de têtes de pavôts, eau de veau, tamarin.) Comme son état avait peu changé et qu'elle avait la bouche amère, un émétique fut prescrit ; une heure après son administration, elle fit des efforts considérables pour vomir, mais ne rendit chaque fois qu'un peu de mucosité jaunâtre ; au bout d'une heure elle eut des convulsions, avec un peu d'écume à la bouche. Enfin on vint me chercher une demi-heure après en me disant qu'elle venait d'avoir une attaque d'apoplexie. Je la trouvai sans connaissance, étendue sur le dos, privée de mouvement et de sentiment dans la moitié *droite* du corps. La bouche était tirée à gauche ; le bras *droit* flasque, retombait comme une masse inerte quand, après l'avoir soulevé, on l'abandonnait à lui-même ; mais au moment où je le tenais pour tâter le pouls, je sentis les muscles se roidir, l'avant-bras se fléchir à angle droit sur le bras et bientôt tout le corps fut pris de mouvemens convulsifs, avec secousses brusques, extension et flexion alternatives des membres; les muscles du côté droit de la face se contractaient irrégulièrement, l'œil droit était dirigé en haut et en dehors. Après deux minutes environ cet état fut remplacé par la paralysie avec résolution (dix sangsues au cou, sinapismes aux pieds). Le soir on me dit que les mêmes accès étaient revenus à des intervalles de deux à trois heures et toujours aussi courts.

Le lendemain, la respiration était difficile, la prostration très-grande, les convulsions ne reparurent plus (vésicat. aux jambes).

Le surlendemain, dans la journée, mort, cinquante-quatre heures environ après l'apparition des symptômes cérébraux.

Autop. cadav. L'arachnoïde, qui recouvre la surface du cerveau, était blanchâtre, épaissie; entre elle et le cerveau, de la sérosité en assez grande quantité remplissait les mailles de la pie-mère. On enlevait ces membranes de la surface du cerveau dans une grande étendue sans les déchirer : vers la partie supérieure externe du lobe moyen *gauche,* elles étaient adhérentes à la substance cérébrale dans une étendue de quatre à cinq lignes seulement, et elles amenèrent avec elles une petite portion de cerveau , en laissant une cavité qui aurait pu loger une noisette. La substance cérébrale, détachée avec les n.embranes , était d'un blanc jaunâtre , diffluente et semblable à du pus fort épais ; la surface de la petite cavité , produite par cet arrachement, avait la même couleur et la même mollesse; mais un peu plus loin, la substance cérébrale était saine. Les ventricules contenaient quatre à cinq cuillerées de sérosité limpide.

Poitrine. Les deux plèvres épaissies , blanchâtres, contenaient, dans leur cavité , une grande quantité de sérosité trouble.

Abdomen. Le péritoine avait contracté , dans différens points, des adhérences celluleuses ; surtout supérieurement. Sur les intestins grêles , il était couvert de granulations fines, blanchâtres, comme tuberculeuses , le bassin était plein de pus floconneux, mêlé à beaucoup de sérosité ; la surface de la membrane muqueuse de l'estomac avait une teinte rosée uniforme, celle des intestins grêles offrait des plaques nombreuses, saillantes, et, vers la valvule iléocœcale, une foule de petites ulcérations.

§ I. Plusieurs circonstances de cette observation, quoiqu'étrangères à la maladie du cerveau, méritent cependant notre attention sous plusieurs rapports. Vous y verrez un enchaînement remarquable de causes et d'effets, une coïncidence parfaite des symptômes avec les altérations organiques.

Cette fille, d'un tempérament lymphatique, accouche en secret, contracte une péritonite, qui passe à l'état chronique, ce qu'on reconnaît à l'éraillement de la peau de l'abdomen, au laudanum qui la colore, à la sensibilité que développe la pression. *Adhérences anciennes du péritoine, granulations à sa surface, suppuration épanchée dans sa cavité.* Du dévoiement se joint aux premiers symptômes, légers accès de fièvre tous les soirs. *Membrane muqueuse de l'estomac, rosée, celle des intestins grêles boursouflée, et celle de la fin de l'iléon ulcérée.* Les jambes s'infiltrent, le moral s'exalte. *Double pleurésie chronique avec épanchement, arachnitis.* Vous verrez que rien n'est plus commun que cette simultanéité d'inflammations aiguës ou chroniques des différentes membranes séreuses, surtout à la suite des couches ; et c'est tout simple : des tissus de même nature remplissant des fonctions semblables, soumis aux mêmes influences, doivent être également exposés aux mêmes maladies.

§ II. On donna un émétique à la malade et je la trouvai deux heures après dans un état d'hémiplégie complète avec flaccidité des membres. Ma première pensée, ainsi que celle de tous les assistans, fut que les violens efforts qu'elle avait faits pour vomir, avaient déterminé vers la tête une congestion considérable, par suite de laquelle il s'était fait un épanchement de sang. Cependant quand on me dit que la malade avait d'abord éprouvé des convulsions avec un peu d'écume à la bouche, je commençai à douter que ce fût réellement une apoplexie. Mais lorsqu'en lui tâtant le pouls, je sentis les muscles se contracter, l'avant-bras se fléchir, lorsque je le vis agité de mouvemens convulsifs, etc.... je restai convaincu qu'il s'agissait, non pas d'une apoplexie, mais d'un ramollissement du cerveau, quoique cette supposition s'accordât moins que la première avec tout ce qui avait précédé l'apparition *subite* de la maladie, quoique ces accès de mouvemens convulsifs n'ayent plus reparu que deux ou trois fois et en mon absence. J'insiste un peu sur ces détails parce que si je n'avais pas été près de la malade, dans le moment d'un de ses accès, si je ne lui avais pas tenu le bras pour lui tâter le pouls, il est possible, il est même très-probable que je n'aurais pas eu connaissance de ces symptômes peu apparens, qui ne duraient qu'un instant, et ne reparurent que deux ou trois fois à des intervalles do plusieurs heures. Dans ce cas, j'aurais pensé que rien pendant la vie n'eût pu faire distinguer cette altération d'un épanchement de sang : et je suis intimement persuadé que c'est ce qui est arrivé dans quelques-uns des cas dans lesquels on n'a remarqué que des symptômes d'apoplexie.

(*Voyez* l'Observation n° 6, et les Réflex., § I.)

D'un autre côté, rappelez-vous combien l'altération du cerveau était peu étendue : supposez que je n'aye pas commencé par enlever l'arachnoïde pour l'examiner, j'aurais pu inciser le cerveau dans tous les sens et ne pas remarquer un ramollissement du volume d'une noisette et incolore. Dans ce cas j'aurais probablement appelé cette maladie une apoplexie nerveuse, spasmodique, etc., etc., une fièvre ataxique pernicieuse, enfin une affection essentielle.

Je suis entré dans tous ces détails pour vous donner une idée des difficultés que présente l'étude des maladies du cerveau, et de la circonspection avec laquelle il faut lire les observations des auteurs.

§ III. Faut-il attribuer le prompt développement de cette affection à la seule congestion produite par les efforts de vomissement ? Il est difficile de concevoir qu'un embarras momentané de la circulation ait pu produire une inflammation et qu'elle ait été aussi circonscrite. Vous avez vu qu'il existait depuis long-temps une inflammation de l'arachnoïde, que la substance grise ramollie avait déjà pris l'aspect puriforme, et l'observation de Kaav (n° 4, § V) vous a appris qu'une inflammation du cerveau pouvait arriver jusqu'à la suppuration sans produire d'accidens graves, et se terminer tout-à-coup par la mort, puisque l'individu dont il ouvrit le corps avait succombé sur un grand chemin. Enfin, vous ne serez pas surpris qu'une altération si peu étendue du cerveau ait produit une mort si prompte , si vous faites attention aux désordres profonds qui existaient dans les autres organes.

N° 10.

28 ans, accouchement, suppression de règles , céphalalgie, hébétude, prostration, assoupissement , cris, contraction des mâchoires, roideur des membres; sensibilité du ventre ; mort deux mois après les premiers symptômes. — *Arachnitis chronique, ramollissement de la protubérance cerebrale , adhérence des plèvres , péricardite et péritonite chroniques.* (Obser. commun. par M. Martin Solon, chef de clinique interne à l'Hôtel-Dieu.)

Mlle D^*** (Marie), fille , âgée de 28 ans, couturière, petite , d'une constitution lymphatico-nerveuse , accoucha en octobre 1819 , cessa d'avoir ses règles , et, dans les premiers jours de janvier 1820 , commença à éprouver une céphalalgie très-intense ; un mois après, elle s'exposa souvent, ayant très-chaud, au froid et à l'humidité ; la céphalalgie augmenta, la malade tomba dans un état *d'hébétude* , et cinq jours après perdit connaissance.

Apportée à l'Hôtel-Dieu le 23 février, quinze jours après l'augmentation de la céphalalgie : supination complète, face pâle abattue , assoupissement dont la malade sort à peine pour répondre quelques mots ; cependant, quand on la découvre, elle se sert également bien des deux bras pour tirer sur elle la couverture, elle montre sa langue qui est hu-

mide et rosée; abdomen sensible à la pression. (Sinapismes aux pieds , puis aux jambes.) Pendant la
nuit , cris continuels , serrement des mâchoires qui
empêche de faire boire la malade.

Seizième jour. Roideur des membres, pouls plus
petit, persistance des autres symptômes. (Douze sangsues , trois à chaque tempe et autant derrière chaque
oreille, affusions d'eau fraîche pendant lesquelles
on remarque un peu de réaction, sinapismes au moment où l'affaissement reparaît , petit-lait, infus. de
tilleul , le soir lav. lax.)

Dix-septième jour. Même état. (Infus. de mélisse,
julep antispasmodique, fumig. d'assa-fœtida dirigées
vers la vulve, affus. fr.)

Dix-huitième jour. Même état. (Même prescript.,
plus des sinap. le soir.) Agitation la nuit, déglutition facile.

Dix-neuvième jour. Peu de changement. (Lav.
avec séné ; infus. d'arnica, julep éthéré.)

Vingtième jour. Plaintes plus fréquentes. (Vésic.
aux cuisses.)

Vingt-deuxième jour. *Déviation de la commissure
droite des lèvres vers l'oreille de ce côté*, pupilles
naturelles, délire sourd, point de réponses. (Vésic.
à la nuque.)

Vingt-troisième jour. Sensibilité plus obtuse; cependant la malade continue à recouvrir machinale-
ment les parties de son corps exposées à l'air, pouls
fréquent, langue toujours humide.

Vingt-quatrième jour. Point de changement. (Inf.

de mélisse, 18 gr. de musc en 3 pilules, lav. camphré, sinap. matin et soir.)

Vingt-cinquième jour. Paupières fermées, pupilles resserrées, immobiles, *les bras offrent parfois de la résistance quand on veut les étendre*, ils conservent la position qu'on leur donne, la sensibilité est encore plus obtuse, la respiration se ralentit et la malade meurt dans la journée.

Autop. cadav. Tête. Aracnnoïde de toute la surface du cerveau opaque et épaissie à sa base, vers les nerfs optiques et la protubérance annulaire ; sérosité lactescente infiltrée dans le réseau de la pie-mère ; ventricules remplis de deux onces à peu près de liquide de même nature, arachnoïde qui les tapisse couverte partout de villosités très-apparentes. Protubérance annulaire ramollie diffluente également partout, de couleur jaunâtre homogène : point d'épanchement sanguin.

Poitrine. Adhérence cellulaire des plèvres costale et pulmonaire des deux côtés ; feuillet du péricarde qui recouvre le cœur épaissi par plaques opaques.

Abdomen. Surface péritonéale, surtout celle de l'épiploon couverte partout de tubercules granuleux en suppuration ; adhérence de l'épiploon aux intestins.

§ I. Il n'est guère possible de trouver plus de ressemblance entre deux observations qu'entre celle-ci et la précédente. La dernière malade, de même âge à peu près que l'autre, comme elle faible, d'un tem-

pérament lymphatique, a comme elle un enfant.
A la suite de ses couches, elle commet des imprudences répétées : il en résulte une inflammation chronique de toutes les membranes séreuses (je dis de toutes, quoique les plèvres n'y aient pas participé, parce qu'étant transformées en tissu cellulaire elles n'existaient plus comme membranes séreuses) et de l'arachnoïde en particulier; cette inflammation est suivie également de celle du cerveau : seulement, chez la dernière malade, l'affection de l'arachnoïde étant plus intense, comme le prouvent les détails de l'ouverture du corps, elle a été la maladie principale, celle dont les symptômes ont pour ainsi dire masqué tous les autres ; c'est à elle que vous rapporterez cette céphalalgie ancienne, violente, opiniâtre, la stupeur, l'assoupissement, la perte de connaissance, le délire sourd, les cris continuels, le serrement des mâchoires : ces derniers symptômes sont ceux de l'hydrocéphale aiguë. Ce n'est que quatre jours avant la mort qu'on remarque un commencement de véritable paralysie , la déviation de la commissure droite des lèvres ; car, malgré la roideur des membres, la malade se servait également bien de ses deux bras pour se recouvrir; ensuite, la sensibilité devint plus obtuse, le dernier jour on eut de la peine à *étendre les bras*, etc. : l'affection de la protubérance annulaire n'est donc survenue probablement que dans les derniers jours de la vie, encore les symptômes ont-ils été obscurcis par ceux de l'arachnitis. Ceux de la péritonite ont aussi été peu appa-

rens par la même raison ; cependant, vous avez pu remarquer que l'abdomen était sensible à la pression.

§ II. En attendant que nous examinions les inflammations chroniques de l'arachnoïde et les caractères auxquels on peut en retrouver les traces après la mort, comparez les granulations qui couvraient la surface de l'arachnoïde des ventricules chez cette malade, chez celle de M. Cruveilhier (note, p. 101), et chez l'homme de l'Observ. n° 3; aux granulations fines, blanchâtres, qui couvraient la surface des intestins dans l'observation précédente, vous verrez que c'est toujours la même altération plus ou moins prononcée, et vous ne pouvez pas douter que ces granulations du péritoine, ne soient le résultat d'une inflammation chronique.

N° 11.

45 ans, étourdissemens, paralysie de la langue, engourdissement, puis paralysie du côté *gauche*, enfin des deux côtés ; mort le quatrième jour. — *Ramollissement de la partie inférieure de la protubérance annulaire.*

Richard (Paul), âgé de 45 ans, papetier, d'une faible constitution, éprouva, le 8 février 1818. des étourdissemens, des bourdonnemens dans les oreilles; le 9 la parole devint difficile, le 10 il entra à l'Hôtel-Dieu. Aux symptômes précédens se joint un peu d'engourdissement dans le côté gauche du corps.

Le 11, perte complète de la parole et des mouvemens du côté gauche, face pâle, syncopes fréquentes, désespoir, saignée du pied qu'on renouvelle le soir. Les symptômes s'aggravent, on applique des sinapismes aux pieds, on les réapplique la nuit et le lendemain, jusqu'à quatre fois ; on met des vésicatoires aux cuisses. Malgré l'emploi de ces moyens énergiques, la paralysie devient générale, le malade perd connaissance ; mort dans la journée du 12, quatrième jour de l'invasion.

Autop. cadav. Les vaisseaux du cerveau étaient fort injectés ; la face inférieure de la protubérance cérébrale était ramollie dans une étendue égale au volume d'une aveline. Ce ramollissement, semblable à de la bouillie, ne contenait point de sang soit épanché, soit infiltré.

Le cœur était sain, il existait deux pleuro-pneumonies avec fausses membranes récentes.

§ I. Ici, la paralysie n'est point accompagnée de contraction musculaire, de mouvemens des muscles, etc. ; mais elle est remarquable par sa marche lente, progressive et régulière, malgré le traitement le plus énergique et le mieux indiqué ; et je vous ai déjà fait remarquer que cette augmentation lente et toujours croissante de la paralysie, était un des caractères qui pouvait la faire distinguer de celle qui est produite par une hémorrhagie du cerveau. (*Voy.* l. 1re, Obs., nos 7, 12, 15, 20, et l. 2, Obs., no 2.)

Le siége de la maladie, à la partie inférieure de la

protubérance annulaire, explique parfaitement comment une altération de l'étendue d'une aveline a pu produire une paralysie des côtés du corps ; vous remarquerez que le malade avait conservé toute son intelligence, puis qu'il se désespérait et qu'il ne perdit connaissance que dans les derniers momens jour. La maladie avait son siége hors des hémisphères du cerveau. Je profiterai encore de cette occasion, pour vous faire observer combien il eût été facile, après avoir examiné le cerveau et le cervelet avec le plus grand soin, de ne pas remarquer une altération si peu étendue, qui ne se distinguait du reste du cerveau par aucune coloration particulière. Et, dans ce cas, n'eût-on pas considéré avec une apparence de raison cette maladie comme purement nerveuse ou essentielle? (*Voy*. l'Obs., n° 9.)

Vous avez dû remarquer qu'il existait une pleuropneumonie qui n'a été décélée pendant la vie par aucun symptôme extérieur.

N° 12.

Paralysie augmentant progressivement ; mort le onzième jour. — *Ramollissement considérable de la protubérance annulaire.* (Bibl. médic., t. 33, p. 222.)

M. Germain rapporte une observation tout-à-fait semblable à la précédente pour les symptômes, la nature et le siége de l'altération. Quoiqu'elle manque de détails suffisans, on voit cependant que l'hémiplégie, qui n'occupait d'abord que le côté droit, se développa peu à peu, et ne devint complète qu'au bout de 7 ou 8 jours ; alors se manifestèrent tous les symptômes d'une apoplexie *très-intense :* déjections alvines involontaires, pouls inégal aux deux bras, etc ; la mort survint deux ou trois jours après le onzième de l'invasion.

« On trouva un ramollissement considérable de la protubérance annulaire. »

Quoique M. Germain ne dise pas positivement que la paralysie ait, dans les derniers jours, affecté les deux moitiés du corps, c'est, je crois, ce qu'il faut entendre par apoplexie *très-intense.*

Dans ces deux dernières observations, et dans celle de M. Bricheteau, l. 1er, n° 17, la maladie de la protubérance annulaire existait seule et sans complication ; les symptômes ont offert entre eux la plus grande ressemblance ; ils ont été très-prononcés, très-simples et faciles à expliquer. Dans celle du n° 10, la même altération occupait la même partie, mais elle était compliquée de plusieurs autres maladies, entre autres, d'une inflammation de l'arachnoïde, dont les symptômes étaient très-intenses ; ceux, au contraire, du ramollissement ont été très-obscurs et difficiles à saisir. Cette différence s'explique d'elle-même ; mais j'ai cru que je devais vous en montrer la cause, pour vous mettre en garde contre une objection qu'on n'a que trop souvent fait valoir pour jeter de la défaveur sur l'anatomie pathologique.

N° 13.

68 ans, perte de l'intelligence, diminution de la sensibilité, flexion des membres, rigidité des muscles, surtout à *gauche*, strabisme, catalepsie ; mort six jours après l'entrée de la malade. — *Ramollissement en bouillie de la base du lobe postérieur* droit. (Obs. commun. par M. Martin Solon, chef de clinique interne, à l'Hôtel-Dieu.)

La nommée Girard, âgée de 68 ans, d'une constitution grêle, fut déposée à l'Hôtel-Dieu, le 3 janvier 1820, sans qu'on ait donné ur sa maladie aucun renseignement. Habituellement couchée sur le dos et immobile, elle avait presque entièrement perdu l'intelligence et la sensibilité ; cependant, quand on pinçait la peau des membres, du côté *droit* surtout, elle donnait des signes de douleur ; quand on lui demandait pourquoi elle se plaignait, elle répondait qu'on la pinçait. Elle montrait sa langue assez facilement. La commissure *droite* des lèvres était tirée vers l'oreille ; les yeux se dirigeaient également à *droite*. Les membres étaient *fléchis* et les muscles dans un état de *rigidité* remarquable, mais on observa que le bras et la jambe du côté *droit* exécutaient des mouvemens spontanés, tandis que ceux du côté gauche étaient immobiles et dans un état de contraction permanente ; les pupilles ne se resserraient pas par l'action de la lumière. La res-

piration était lente, le pouls petit, fréquent, l'excrétion de l'urine involontaire. (Ventouses scari-
fiées vers l'occiput, infusion d'arnica.)

Les 3, 4 et 5 janvier, même état, (vésicatoire à
la nuque. Huile de ricin, $\mathfrak{Z}$ j.)

Le 6 janvier, diminution de la sensibilité de la
peau et de la rigidité musculaire. Les membres conservent la position qu'on leur donne. (Arnica, huile
de ricin.)

Le 7 et le 8, point de changement ; le strabisme
persiste.

Le 9, mort dans la journée, sixième jour de son
entrée, sans apparition d'aucun phénomène nouveau.

Autop. cadav. La substance cérébrale n'était
point injectée, l'hémisphère gauche ainsi que les
lobes, antérieur et moyen du droit, avaient l'aspect
et la consistance de l'état sain ; mais la base du lobe
postérieur *droit* était ramollie dans l'étendue d'un
pouce dans tous les sens, et convertie en une substance homogène semblable à de la bouillie ; il n'y
avait nulle part de sang épanché ; les ventricules latéraux contenaient un peu de sérosité ; les viscères
thoraciques étaient sains ; l'estomac offrait quelques
plaques rouges.

Nous ne savons rien sur ce qui a précédé l'entrée
de la malade à l'Hôtel-Dieu, c'est un inconvénient
attaché à la pratique des hôpitaux. A son arrivée,
les membres étaient fléchis, les muscles violem-
ment contractés : ces symptômes, les plus carac-

téristiques du ramollissement, ne laissaient aucun doute sur la nature de la maladie ; mais on aurait pu croire qu'elle occupait les deux côtés du cerveau ou la protubérance annulaire. Toutefois le côté droit était plus sensible que le gauche ; la commissure des lèvres était tirée à droite, et les membres de ce côté exécutaient des mouvemens spontanés, tandis que ceux du côté gauche étaient immobiles et dans un état de contraction permanente, ce qui pouvait faire croire que la maladie avait principalement son siége dans l'hémisphère droit.

Vous avez dû remarquer que, trois jours après l'entrée de la malade, la rigidité des muscles a diminué ; et que les membres conservaient la position qu'on leur donnait. Nous avons déjà vu ce symptôme de catalepsie dans l'observation n° 10.

N° 14.

5o ans, ivrognerie, terreur, illusion d'optique, aphonie, tremblemens convulsifs, contraction tétanique, accès spasmodiques intermittens ; mort le sixième jour. — *Injection considérable des vaisseaux du cerveau et de ses membranes ; ramollissement de la voûte à trois piliers, des cuisses et du corps de la moëlle allongée, épanchement de sérosité dans les ventricules.* (Morgagni, Epist. LXII, n° 5.)

Un maître vidangeur, âgé d'environ 5o ans, robuste, bien coloré, d'une constitution pléthorique, buvant très-souvent jusqu'à l'ivresse, travaillait la nuit, suivant l'usage, aux fosses d'aisance de l'hôpital. Dans un moment où il se trouvait seul, il crut voir un spectre couvert de quelque chose de blanc, et fut pris aussitôt de tremblemens de tout le corps avec distorsion de la bouche. Ses garçons, en revenant, le trouvèrent dans cet état, et le portèrent dans son lit. On lui donna des antispasmodiques, des cordiaux, et sitôt que les tremblemens furent passés, que le pouls et les forces eurent repris un peu de consistance, on lui tira une demi-livre de sang du bras, et le matin le pouls ayant pris de l'expansion, étant devenu fébrile, on lui en tira autant de l'autre bras. Le lendemain, saignée du pied, suivie d'un léger soulagement, mais de peu de durée. Après les deux premières, le soulagement avait également été fort court. Le sang était noir, écumeux, surtout celui de la première, le caillot un peu dur, la sérosité peu abondante. La fièvre persista et les convulsions *toniques de tout le corps* firent bientôt place aux convulsions *cloniques* (1).

Depuis le moment où il avait dit à ses ouvriers ce qui lui était arrivé, le malade avait perdu la parole ; cependant il était facile de voir qu'il re-

______

(1) Morgagni entendait par convulsion tonique une contraction convulsive et permanente des muscles, comme dans le tétanos ; et par convulsion clonique le même symptôme intermittent revenant par accès, avec secousse, comme dans l'épilepsie.

connaissait parfaitement ceux qui étaient présens.

Il indiquait du geste une douleur gravative et très-incommode de la tête ; il mourut au bout de six à sept jours, en février 1747.

Les doigts étaient très-roides.... Les vaisseaux les plus déliés de l'arachnoïde étaient distendus comme par une injection, ainsi que ceux des ventricules, de la substance cérébrale et de la moëlle épinière. Les ventricules latéraux contenaient une quantité assez considérable de sérosité transparente. Le cerveau et le cervelet avaient leur consistance naturelle, mais la voûte à trois piliers était *molle*, les cuisses de la moëlle allongée et son tronc étaient aussi *mous :* ce dernier ne l'était qu'à l'intérieur seulement.

§ I. Après les observations de Morgagni, que nous avons rapportées, et surtout la première qui est si remarquable, après la description la plus exacte des symptômes et de l'altération pathologique, j'ai peine à comprendre comment ce judicieux observateur a pu, dans le paragraphe suivant, se jeter dans les hypothèses les plus étranges pour expliquer les phénomènes de la maladie. « Cette histoire, dit-il, nous montre ce que peut la terreur même la moins fondée, etc. » Il croit que c'est la frayeur qui a produit les convulsions ; que ces convulsions, en troublant le mouvement des *esprits*, ont retardé le cours du sang dans les vaisseaux ; de-là, l'épanchement de sérosité qui est à son tour devenue cause de con-

vulsions. Il suppose encore que cette sérosité a pu
venir de la rupture de quelques vésicules du plexus
choroïde, comprimées par la même cause, etc. Il
examine si ce ne serait pas plutôt la présence d'une
trop grande quantité de sang, ou bien l'absorption
de particules âcres, résultant des émanations des
fosses d'aisance, qui auraient produit les convulsions, etc. Et ce qu'il y a de bien singulier parmi
toutes les hypothèses qu'il passe en revue, il ne
fait pas même mention du ramollissement du cerveau et de l'injection remarquable des membranes.
Il est évident cependant que cette terreur panique,
ces illusions d'optique n'étaient que les premiers
symptômes de l'affection du cerveau et des membranes, puisqu'elles ont bientôt été suivies de la perte
de la parole, de convulsions, puis de roideur tétanique des membres, puis enfin d'accès intermittens.
Si vous comparez ces symptômes à ceux des Obs. n°s 3,
4, § II et V, dans lesquelles nous avons trouvé du
pus dans la substance cérébrale ramollie, et des
traces d'une inflammation aiguë des méninges, vous
verrez qu'ils sont tout-à-fait semblables. Si vous
réfléchissez ensuite à cette injection remarquable
des vaisseaux les plus déliés de l'arachnoïde et de
la substance cérébrale, et à la désorganisation de
cette dernière, vous serez convaincu qu'il ne manque,
pour que la similitude soit parfaite, que d'avoir
rencontré dans ce ramollissement quelques gouttes
de pus déjà réunies en foyer. Les symptômes ont
été également prononcés à droite et à gauche, l'in-

jection vasculaire et l'altération du cerveau offraient
la même disposition.

N° 15.

Diminution des facultés intellectuelles, hémiplégie à *gauche*,
convulsions à *droite*, rémission, nouvelle attaque, mort.
— *Arachnitis chronique, ramollissement de l'hémisphère* gauche,
epanchement considérable dans le ventricule droit. (Coindet.
Mémoire sur l'hydrencéphale, pag 47, obs. 2 de la note.)

Un jardinier âgé de 60 ans, qui, à la suite d'une
fièvre catharrhale, était demeuré faible et languis-
sant, tomba ensuite dans un état d'imbécillité qui
augmenta lentement. Indifférent à tout ce qui se
passait autour de lui, il avait des absences fréquentes
avec perte de la mémoire; enfin, il eut de violens
maux de tête avec coloration de la figure. (Applic.
de sangs.) Dans la nuit du même jour, attaque d'a-
poplexie avec hémiplégie du côté *gauche* et fortes
convulsions du *droit*. Le lendemain, diminution des
symptômes. Trois jours-après, nouvelle attaque,
mort.

A l'autopsie cadavérique, on trouva entre l'arachnoïde et la pie-mère une substance gélatineuse qui
remplissait les circonvolutions cérébrales; l'hémisphère *gauche* était dans un état de ramollissement
remarquable; l'hémisphère *droit* était sain, le ventricule gauche ne contenait pas une goutte d'eau,

tandis que le droit en était distendu ainsi que le canal de la moëlle épinière.

§`I. Vous voyez les symptômes d'arachnitis chronique aller en augmentant jusqu'au moment de l'attaque d'*apoplexie* pendant laquelle le côté droit a éprouvé de fortes convulsions, et c'était l'hémisphère gauche qui était désorganisé. L'hémiplégie du côté gauche pourrait s'expliquer par l'épanchement considérable qu'on a trouvé dans le ventricule droit, tandis que le gauche ne contenait pas une goutte d'eau. Cependant, n'attachez pas trop d'importance à l'explication de ces symptômes, parce qu'il pourrait bien s'être glissé quelque erreur dans leur description, d'ailleurs trop peu détaillée. S'étant manifestés la nuit et s'étant dissipés le lendemain, ils n'ont pu être observés par aucun homme de l'art, et M. Coindet, n'étant pas le médecin ordinaire du malade, ne les a recueillis que de seconde source. Mais, ce qui mérite plus d'attention, c'est l'opinion de l'auteur sur la nature de cette maladie. Il la range sans hésiter parmi les céphalites ou inflammations du cerveau. (*Voy.* p. 64, ouv. cit.) Vous noterez aussi qu'entre les deux attaques il y a eu une rémission presque complète pendant trois jours, et qu'on n'observe pas de ces alternatives dans les apoplexies.

§ II. Je vous ai dit au commencement de la première lettre que je ne regardais comme résultat *évident* d'une maladie de la substance cérébrale que les ramollissemens partiels, parce qu'ils nous permettaient de comparer une partie désorganisée avec

une autre qui était dans l'état naturel, et nous don-
naient par-là la certitude que cette altération ne tenait pas à un commencement de putréfaction, ou à
un état de cachexie générale des solides. Je pense
toujours que, quand le ramollissement est général,
on ne peut, sans de puissantes raisons, le regarder
comme un état pathologique. Cependant, les altérations que peut subir la pulpe nerveuse sont encore
si peu connues que je crois devoir vous rapporter
quelques observations dans lesquelles le ramollissement était général, afin que vous puissiez juger par
vous-même de l'importance qu'il faut y attacher.

N.º 16.

Perte de la parole ; mort au bout de deux jours. — *Matière sa-
nieuse entre l'arachnoïde et le cerveau, arachnitis, mollesse extrême du cerveau, du cervelet et des nerfs.* (Morgagni, Epist. 5,
n.º 11.)

Un cordonnier, grand ivrogne, perdit tout-à-coup
la parole , et mourut au bout de deux jours ; on
ne put avoir d'autres renseignemens sur sa maladie.
Morgagni, qui en fit l'ouverture, rapporte, entre
autres choses, qu'il s'écoula de la sérosité du canal
vertébral ; il en trouva beaucoup sous l'arachnoïde,
mais comme gélatineuse. Une espèce de matière
blanche était répandue à la surface des lobes antérieurs du cerveau : examinée avec soin, quoique

sans odeur, elle fut jugée de la *véritable sanie*, infiltrée dans l'épaisseur de la pie-mère ; la substance du cerveau, autant qu'on put en juger, était saine. L'arachnitis suivait facilement la main qui la détachait ; le cerveau, le cervelet et les nerfs étaient d'une extrême mollesse. Les plus petits vaisseaux étaient distendus par du sang, ainsi que les différens sinus ; enfin, la glande pinéale contenait quelques corps un peu durs.

Ce que dit Morgagni de cette matière blanche, répandue à la surface des lobes antérieurs du cerveau, et qu'il regarde comme de la *sanie* infiltrée dans l'épaisseur de la pie-mère, la mort prompte du malade qui a perdu tout-à-coup la parole, l'injection considérable des plus petits vaisseaux, me portent à croire que cette altération était, comme tous les autres ramollissemens, le résultat d'une inflammation, et non un effet cadavérique, quoiqu'il parle à la fois de la mollesse du cerveau, du cervelet et des nerfs.

N.° 17.

Accouchement laborieux, symptômes de péritonite commençante ; air stupide, étonné, symptômes gastriques, émétique, convulsions, délire violent, perte de connaissance, insensibilité générale ; mort dans la nuit. — Mollesse diffluente de tout le cerveau, trace de péritonite, inflammation violente de l'estomac, altération des organes de la génération.

Mademoiselle L***, âgée de 23 ans, d'une

bonne constitution, entra à l'Hôtel-Dieu, salle
Sainte-Jeanne, n° 15, le 29 mars, pour une prétendue hydropisie, pour laquelle on lui avait, disait-elle, fait prendre beaucoup de médicamens.
Soupçonnant une grossesse malgré les dénégations
de la malade, et voulant explorer l'état de l'utérus,
nous trouvâmes, le docteur Patissier et moi, les
jambes et les cuisses d'un fœtus à l'ouverture de la
vulve. Je n'entrerai pas dans les détails de cet accouchement, il suffit que vous sachiez qu'il ne fut
terminé qu'après trois quarts d'heure de manœuvres
pénibles, parce que l'orifice de l'utérus, contracté
sur le col du fœtus, retenait la tête ; le placenta
suivit le fœtus qui pouvait avoir cinq à six mois.
Nous ne pûmes avoir aucun détail sur ce qui avait
précédé l'entrée de la malade, attendu qu'elle
s'obstina même après l'accouchement à nier sa grossesse. Il était probable qu'on avait exercé des manœuvres coupables, celles de l'accouchement avaient
été longues ; mais la malade perdait beaucoup de
sang : on se borna à quelques boissons calmantes.
Le lendemain, abdomen douloureux, surtout
dans la région pubienne, lochies peu abondantes,
face altérée (douze sangsues à la vulve) ; le
soir, augmentation des symptômes (foment.
émoll., laudanum, quinze gouttes ; lavemens avec
têtes de pavots, sinap. aux pieds); nuit un peu
plus calme.

Troisième jour au matin, face décolorée, un peu
jaune ; traits altérés, un peu grippés ; œil inquiet, air

étonné, comme stupide; langue muqueuse, ventre plus
souple, moins douloureux (émét. 2 gr.). Le soir tout
était changé, la malade n'avait presque pas vomi,
mais elle avait fait des efforts considérables, suivis
bientôt de mouvemens convulsifs et de délire violent. Je la trouvai dans un état de stupeur et de
résolution générale portés au dernier degré ; elle
ne donnait aucun signe de connaissance ni de sensibilité, et n'articulait pas le moindre son (pédil.
sinap. ; plus tard, sinapis. aux pieds). Mort dans
la nuit.

Autop. cadav. trente heures après la mort. Le
cerveau un peu décoloré avait entièrement perdu
sa consistance ; il était partout d'une mollesse diffluente.

Poitrine, rien de remarquable.

Abdomen; péritoine qui recouvre la matrice, la
vessie, le colon descendant et le rectum, parsemé
de petites plaques d'un rouge vif ; dans le fond du
bassin, deux ou trois cuillerées d'une sérosité sanguinolente, dans laquelle nageaient quelques filamens rouges, semblables à quelques gouttes de sang,
délayées dans de l'eau ; le reste du péritoine avait
l'aspect naturel. Estomac distendu par une grande
quantité de gaz, et beaucoup de bile pure semblable
à celle qui était contenue dans la vésicule. Membrane
muqueuse depuis le cardia jusqu'à environ cinq pouces
au-dessous, vers la grande courbure, d'un rouge
vif et comme boursoufflée, et vers le pylore, dans

une étendue presque égale, aussi injectée et aussi épaisse, mais comme marbrée et d'un brun foncé. Dans les points où elle était blanche, elle avait moitié moins d'épaisseur ; parties génitales externes, très-gonflées et d'un rouge foncé ; muqueuse du vagin épaisse et injectée ; surface interne de la matrice d'un rouge violet ; vessie distendue par une énorme quantité d'urine ; canal de l'urètre tuméfié, oblitéré par plusieurs caillots de sang.

§ I. Toutes les circonstances de cette observation sont fort remarquables ; mais pour ne nous occuper ici que de l'état de mollesse diffluente de tout le cerveau, faut-il l'assimiler aux altérations qui précèdent ? A-t-il été la cause des symptômes observés depuis l'administration de l'émétique ? Quelques-uns de ceux de la veille (œil inquet, air étonné, comme stupide) n'étaient-ils que le prélude de ceux dont l'émétique n'aurait que hâté le développement ? Ou bien était-ce l'effet d'une putréfaction commençante ? C'est une question que je vous laisse à décider ; mais avant, je vous prie de relire l'observation de la malade n° 9, qui a la plus grande ressemblance avec celle-ci, et de remarquer que l'ouverture du corps a été faite trente heures après la mort, dans une saison où la température est ordinairement peu élevée.

§ II. Vous pouvez voir aussi dans le *Sepulcretum Anatomicum* de Bonnet, liv. 1er, sect. 13, Obs. 1re, un cas dans lequel la substance du cerveau, et surtout celle des corps striés, était tout-à-fait comme de la boue, et si molle, que quand ou voulait l'inciser, elle coulait pour ainsi dire à la manière d'un liquide. Mais les autres circonstances de cette observation sont trop équivoques, pour qu'on puisse en tirer quelques éclaircissemens.

Dans les observations suivantes, la maladie avait exclusivement son siége dans le corps calleux, le septum lucidum et la voûte à trois piliers. Vous verrez que leurs symptômes présentent un aspect particulier, qu'ils diffèrent essentiellement de ceux des observations précédentes par l'absence de la paralysie, seul symptôme que jusqu'à présent nous ayons toujours observé. En un mot, ces observations ont toutes un air de famille.

N° 18.

26 ans, céphalalgie, douleur pleurétique à *gauche*, suppression de règles, retour des accidens, constipation, nausées, langue blanche, ventre indolent, somnolence, engourdissement, diminution de la sensibilité, réponses difficiles. Mort le seizième jour de la rechute. — *Arachnitis chronique, ramollissement du corps calleux et de la voûte à trois piliers, destruction du septum lucidum, sérosité lactescente dans les ventricules, pleurésie chronique à* gauche, *muqueuse gastro-intestinale saine.* (Observat. communiquée par M. Martin Solon.)

Leger (Marie), âgée de 26 ans, éprouva, sans cause connue, vers le 5 ou 6 juillet 1820, des

frissons , une céphalalgie générale très-vive , et perdit l'appétit. Huit jours après , elle se plaignit d'une
douleur fixe au côté *gauche* de la poitrine ; les
crachats ne furent jamais sanguinolens ; peu à peu
ces symptômes se dissipèrent sans aucun traitement.
Au bout de six semaines , les règles parurent à
l'époque ordinaire ; mais dans la journée , elles se
supprimèrent par suite d'une frayeur subite. Depuis
ce moment la céphalalgie revint, accompagnée de
nausées et de constipation. Huit jours après (6 septembre), la malade entra à l'Hôtel-Dieu.

Céphalalgie générale très-vive , et continue, sans
aucun autre symptôme d'affection cérébrale. Anorexie, nausées, langue blanche, abdomen indolent, pouls et chaleur dans l'état naturel (décoction
de tamarin).

Le 7 , ipécacuanha qui produit des vomissemens
bilieux assez abondans.

Le 8, persistance de la céphalalgie, nausées moins
fréquentes , peu de fièvre (limonade , pédiluve si-
napisé, lavement).

Le 9 et le 10, point de changement dans les
symptômes ni dans le traitement.

Le 11, augmentation de la céphalalgie et de la
chaleur de la peau , constipation opiniâtre (vésicatoire à la nuque).

Le 12 , réponses lentes, pouls un peu fréquent.

Le 13, affaissement général, lenteur des mouvemens, chaleur modérée, pouls peu fréquent.
Le soir, chaleur très-forte, rougeur très-intense de

la face, pouls extrêmement fréquent ; cependant persistance de la somnolence et de l'affaissement.

Le 14, somnolence encore plus prononcée, sensibilité obtuse, réponses très-difficiles, fréquence extrême du pouls, chaleur de la peau et mobilité des pupilles, comme dans l'état naturel (tamarin et kk., julep antispas., extrait de kk, lavement camphré, vésicat. sur la tête).

Mais le rale survient, et la malade expire dans la journée, seizième jour de la rechute.

Autop. cadav. Embonpoint assez prononcé.

Tête. Arachnoïde des hémisphères, opaque et épaissie dans plusieurs points, celle qui recouvre le processus cérébelleux supérieur, très-opaque, et la pie-mère sous-jacente infiltrée d'un fluide jaunâtre. Même état de l'arachnoïde et de la pie-mère, vis-à-vis de la protubérance annulaire, dans l'étendue d'une pièce de cinq francs. Dans les ventricules latéraux, deux ou trois onces de sérosité lactescente. Arachnoïde des ventricules ni épaissie, ni granuleuse. Concrétions terreuses dans les plexus choroïdes. Portion antérieure du corps calleux, et voûte à trois piliers, réduites en une espèce de bouillie blanchâtre, homogène, sans consistance ; cloison transparente diffluente et presque entièrement détruite ; point d'injection vasculaire ni d'épanchement sanguin.

Poitrine. Plèvre *gauche*, couverte dans toute son étendue de granulations grisâtres de consistance médiocre ; poumons gorgés de sang, le gauche surtout.

Abdomen. Membrane muqueuse gastro-intestinale ni injectée, ni ulcérée.

§ I. Deux mois avant d'entrer à l'hôpital, la malade éprouva une céphalalgie générale très-vive, etc. ; et après la mort nous trouvâmes l'arachnoïde de la surface du cerveau et du cervelet opaque, épaissie par plaques. Elle s'est plaint d'une douleur fixe au côté gauche de la poitrine, et la plèvre gauche était couverte de granulations grisâtres.

Vous voyez ici, comme dans les observat. n°s 9 et 10, une inflammation chronique et simultanée de plusieurs membranes séreuses, et des symptômes qui, bien que peu prononcés, coïncident parfaitement avec les altérations organiques. (Comparez les granulations de la surface de la plèvre à celles de l'arachnoïde, dans les Obs. A, p. 101, n°s 3, 9 et 10.) Après une suppression de règles, retour de la céphalalgie, diminution de la sensibilité et des facultés intellectuelles, somnolence qui augmente jusqu'à la mort. Les ventricules latéraux, dont l'arachnoïde n'est ni épaissie, ni granuleuse, contiennent deux ou trois onces de sérosité lactescente qui atteste une inflammation aiguë, en même temps la substance cérébrale qui environne les ventricules est réduite en une bouillie blanchâtre, etc. Vous voyez une inflammation aiguë qui s'ajoute à une chronique ; celle-ci nous explique parfaitement les premiers accidens ; c'est à l'autre qu'il faut *principalement* attribuer la rechute et la nouvelle série de symptômes qui en a été la suite. Ces symptômes ont beaucoup plus d'analogie avec ceux de l'hydrocéphale, qu'avec ceux de l'apoplexie. Cependant vous avez dû remarquer, que jusqu'à présent, la paralysie plus ou moins étendue, plus ou moins complète, était le symptôme le plus constant des ramollissemens du cerveau, au point que nous nous sommes spécialement attachés à distinguer cette paralysie de celle qui est produite par l'apoplexie. Nous l'avons observée même dans les cas où l'affection du cerveau avait été précédée d'inflammation aiguë ou chronique de l'arachnoïde ; nous l'avons toujours retrouvée au milieu des symptômes les plus irréguliers, les plus compliqués ; et, dans tout le cours de cette observation, nous n'avons rien observé qui y ressemblât. Ne croyez pas cependant que cette *espèce d'exception* soit *une anomalie, une idiosyncrasie.*

Je dois encore vous faire remarquer une autre *irrégularité :* vous avez vu que la malade avait éprouvé une constipation opiniâtre, accompagnée d'anorexie, de nausées, de vomissemens, et cependant la membrane muqueuse gastro-intestinale n'était ni injectée, ni ulcérée ; mais la langue était blanche, l'abdomen indolent, le pouls et la chaleur dans l'état naturel. Ces symptômes étaient donc sympathiques de l'affection cérébrale, comme cela arrive si souvent, et les symptômes d'inflammation de la membrane muqueuse gastro-intestinale manquaient. Plus on mettra de soin dans l'observation

13*

des symptômes, plus on les trouvera d'accord avec les ouvertures de cadavre.

N° 19.

4o ans, fièvre, délire, mouvemens convulsifs , alternatives de prostration et d'excitation, de loquacité incohérente et de som- nolence, pouls très-variable, cris, sensibilité de l'abdomen, sécheresse de la langue, constipation. Mort le seizième jour. — *Ramollissement du corps calleux et de la voûte à trois pi- liers, rougeur à la membrane muqueuse gastro-intestinale.*

Duchesne Marie, âgée de 4o ans, journalière, grande et d'une constitution nerveuse, accoucha dans le mois d'août 1819, éprouva à la suite de ses couches divers accidens graves, et peu de temps après perdit son mari. Ce malheur lui causa beau- coup de chagrins, à la suite desquels elle eut vers la fin de mars 182o, c'est-à-dire sept à huit mois après sa couche, une forte fièvre accompagnée de consti- pation. Le 3o mars, à la fièvre se joignit un délire violent, et le 3 avril on l'apporta à l'Hôtel-Dieu. (Quinze sangs. à l'anus, un bain) : le soir le délire persiste (sangs. au cou); pendant la nuit, on est obligé de contenir la malade avec la ca- misole.

Le 4 avril, yeux brillans, fixes, propos incohé- rens , mouvemens convulsifs, pouls *fréquent* , langue *sèche et noirâtre*, ventre *indolent*, (saig. du pied, un bain, émuls.) Le soir, agitation moindre (nouvelle saign. du pied, la première ayant peu donné) : nuit tranquille.

Le 5, pouls plus fréquent, plus serré ; roideur musculaire générale (bains, émuls., musc, deux grains) : mieux dans la journée.

Le 6, face moins animée, persistance des autres symptômes ; (un bain, quatre grains de musc dans un julep.)

Le 7, loquacité ; la malade entend ce qu'on dit, et y répond quelquefois, mais refuse de boire et de sortir sa langue, qui est humide. (Affus. d'eau fraîche sur la tête) : le soir, elle demande un bain froid, puis de la tisane qu'elle refuse ensuite. Ses propos sont assez suivis ; plus d'agitation.

Le 8, peu de changement (affus., etc.)

Le 9, même loquacité incohérente : point de selles depuis l'entrée de la malade. (Bain ; lav. purg., infus. de tilleul, julep avec musc, quatre grains).

Le 10, affaissement, somnolence. (Bain, sinap., etc.)

Le 11, douleurs générales, surtout au ventre ; quand on le presse, la face se grippe : langue sèche, toujours incohérence des facultés intellectuelles ; pouls un peu moins fréquent. (Dix sangs. à l'anus ; lav. avec éther, 25 gouttes) ; état syncopal dans la journée. (Sinap. aux cuisses).

Le 12, affaissement extrême, refroidissement de la peau, pouls encore fréquent mais très-variable ; persistance des autres symptômes. (Tilleul, lav. avec décoct. de kk. et 25 gouttes d'éther.) Le soir, variation extrême dans les symptômes, tantôt agitation violente, tantôt prostration voisine de la mort ; quelquefois réponses assez justes. (Vésicat. aux cuisses qui ne prennent pas.)

Le 13, même état (même prescription ; plus, un gros d'extrait de kk. dans une potion).

Le 14, pouls moins fréquent, somnolence, et par instant cris plaintifs et agitation ; par accès, contraction des muscles des membres. (Sinap. aux genoux : même prescription ; plus, un demi-gros de liqueur d'Hoffmann dans la potion.) Mort le 15 avril, seizième jour de l'apparition des symptômes cérébraux.

Autop. cadav. Téte. Le cerveau était sain, à l'exception du corps calleux et de la voûte à trois piliers, qui étaient transformés en une espèce de bouillie blanchâtre, homogène, sans injection vasculaire, ni épanchement de sang. Arachnoïde partout dans l'état naturel.

Poitrine. Rien de remarquable.

Abdomen. Dans l'estomac et dans plusieurs circonvolutions de l'intestin grêle, quelques portions de membrane muqueuse, injectées et rouges, mais sans épaississement ni ulcération.

Je dois encore cette observation à M. Martin Solon, qui m'a donné si souvent l'occasion de vous faire remarquer son exactitude scrupuleuse et sa sagacité (1).

---

(1) J'ai rapporté un grand nombre d'observations qui m'ont été communiquées par des élèves internes de l'Hôtel-Dieu, et j'aurai souvent encore l'occasion de faire usage de beaucoup d'autres ;

§ I. Il est difficile d'analyser d'une manière satisfaisante, l'histoire de cette maladie. Elle a offert tant d'irrégularité dans sa marche, d'inconstance dans ses symptômes et de complication dans son traitement, qu'elle pourrait servir de type pour la description d'une fièvre ataxique ou même ataxo-adynamique dans un cadre nosologique; aussi a-t-elle reçu ces différentes dénominations. Je vous ai déjà fait obser-

---

je n'ai pu jusqu'à présent que citer leurs noms, mais j'éprouve le besoin de payer à mes anciens collègues une dette sacrée pour mon cœur, celle de la reconnaissance. Je n'oublierai jamais l'empressement avec lequel ils n'ont cessé de me communiquer les faits les plus précieux. J'ai dit précieux : ils le sont pour moi sous plus d'un rapport. J'ai vu la plupart des malades dont ces observations contiennent l'histoire : les notes ont été prises jour par jour par celui qui est chargé, après le médecin, de la responsabilité du service; qui a sans cesse les malades sous les yeux: personne n'est donc plus heureusement placé pour recueillir avec soin les moindres détails d'une maladie. D'un autre côté, aucun fait ne mérite autant de confiance sous le rapport de l'authenticité. Les malades sont observés en même temps par un grand nombre d'élèves; les ouvertures de corps sont faites publiquement, et ordinairement les observations sont lues devant les élèves. Enfin, les internes de l'Hôtel-Dieu, pour ne rien perdre des faits importans disséminés dans un si vaste hôpital, se réunissent un jour de chaque semaine pour lire en commun les observations les plus remarquables que chacun a recueillies. Là, les moindres erreurs peuvent être relevées, les moindres omissions réparées: ce n'est qu'après cette épreuve que l'observation est consignée sur un registre, que tous peuvent consulter au besoin. Ici, l'amour-propre du praticien n'est intéressé ni à pallier un revers, ni à soutenir un système. Je le demande, les observations consignées dans les auteurs offrent-elles autant de garanties contre l'erreur ou la prévention?

ver que cette irrégularité était fort commune dans le cours des maladies qui nous occupent ; mais vous avez vu qu'elle s'expliquait facilement par les complications qui existaient, par l'influence du traitement, etc. (*Voy.* surtout l'Obs. n° 7). Ici, vous voyez que pendant les cinq ou six premiers jours, on n'emploie que les saignées, les bains, les affusions fraîches sur la tête, et la maladie suit une marche assez régulière ; l'amélioration est frappante. Le deuxième jour, mieux dans la journée ; le troisième, face moins animée ; le quatrième, langue humide, intelligence, propos suivis, point d'agitation ; le cinquième, même état, etc. Mais on donne en même temps le musc, on y ajoute des lavemens avec l'éther, puis avec le quinquina et l'éther ; enfin on donne le kina à l'intérieur : en même temps on applique dix sangsues à l'anus, des vésicatoires aux cuisses, suivant qu'on remarque de l'agitation ou de la prostration, et les symptômes suivent assez exactement les oscillations du traitement.

Vous avez vu que la langue était tantôt sèche et noire, tantôt blanche et humide ; or vous savez que la sécheresse de la langue disparaît ordinairement dans le bain, que les affusions froides sur la tête produisent surtout cet effet d'une manière très-prompte et très-marquée. Immédiatement après les premières ondées d'eau froide, le malade recouvre l'intelligence ; et quand on le tire du bain, on trouve sa langue humide et visqueuse ; cet effet se soutient encore plusieurs heures après. Vous avez aussi vu que le ventre avait été tantôt indolent, tantôt sensible à la pression. C'est une remarque que nous aurons souvent l'occasion de faire dans les cas de complication, d'affections abdominales et cérébrales; cette différence tient à l'état du cerveau dans le moment où l'on explore l'abdomen. Si dans ce moment l'organe qui perçoit les sensations jouit de ses facultés, le malade donne des signes de douleur, sa figure se grippe, etc. Dans le cas contraire n'en ayant pas la conscience, il ne peut la manifester par aucun phénomène extérieur. La variation observée dans ces deux symptômes, s'explique donc d'une manière toute naturelle, par l'effet des bains et des affusions froides. Ainsi, sans prétendre que l'étonnante variabilité des symptômes de cette maladie soit due exclusivement au traitement, il faut tenir compte du rôle important qu'il a joué.

Si vous examinez ces symptômes dans leur ensemble, vous leur trouverez une ressemblance frappante avec ceux de l'hydrocéphale aiguë : *yeux brillans et fixes, propos incohérens, pouls irrégulier, cris plaintifs, agitation suivie de somnolence, variation de la couleur de la face, et de l'état des facultés intellectuelles,* etc. ; cependant nous n'avons pas trouvé d'épanchement dans les ventricules : mais ce qui est fort remarquable, la substance cérébrale qui les environne, était désorganisée comme dans l'observation précédente; et ce qui ne l'est pas moins, parmi tous ces symptômes, vous n'en trouverez aucun qui ait quelque rapport avec ceux de l'apoplexie. Il n'est nulle part question de paralysie même incomplète ou partielle.

N° 20.

30 ans, symptômes d'hydrocéphale aiguë. Mort le dixième jour. — *Ramollissement de la voûte à trois piliers et de la cloison transparente.* (Abercrombie, the Edinburgh. Med. and surg. jour. july 1818, Obser. 4.)

R...., âgée de 30 ans environ, éprouva le 16 juin 1816, un violent mal de tête qui s'étendait d'une tempe à l'autre, avec agitation considérable, contraction des pupilles, sensibilité des yeux à la lumière, pouls mou et faible, soixante pulsations ; pendant trois jours, saignées générales et locales, forts purgatifs, applications froides sur la tête, vésicatoires ; mieux marqué, seulement oppression considérable, désir du repos, pouls de 80 à 90.

Le 22, parole embarrassée, pouls 112 : jusqu'au 25, augmentation de la stupeur, réponses tardives mais justes, pouls variable.

Le 26, coma, pupilles dilatées, mort dans la nuit (dix jours après le début).

La voûte à trois piliers et la cloison transparente, étaient réduites en une masse blanche et pulpeuse ; le reste était sain.

Vous voyez ici la même altération que dans l'observation précédente, occupant les mêmes parties, également sans épanchement dans les ventricules, produisant à peu près les mêmes symptômes ; et de même que dans les deux précédentes, il n'est pas question de paralysie.

N° 21.

20 ans, symptômes d'hydrocéphale aiguë. Mort au bout de quinze jours environ. — *Épanchement dans les ventricules, ramollissement de la cloison transparente et de la voûte à trois piliers.* (Abercrombie, ouv. cit., Obs. 5.)

Un jeune homme de 20 ans, avait depuis plusieurs jours des maux de tête, avec agitation extrême, léger délire, face rouge. (Le pouls de 90 tomba à 60.) Du 19 au 20 septembre 1812, augmentation des symptômes ; (saign. larges et répétées, applicat. froides, vésicat., purga. ;) amélioration jusqu'au vingt-cinquième. Alors, stupeur profonde ; le 27, coma complet, qui dure jusqu'à la mort, arrivée le 30, quinze jours après le début de la maladie.

On trouva un épanchement dans les ventricules et à la base du crâne, la voûte à trois piliers était réduite en une masse informe, blanche et pulpeuse ; la cloison transparente et la face interne des ventricules, offraient le même aspect. Il y avait un dépôt abondant de lymphe coagulable à la surface supérieure du cervelet.

Cette observation ressemble tellement aux trois précédentes, surtout à la première, par l'épanchement de sérosité dans les ventricules, et à la surface du cerveau et du cervelet, que je me dispense de toute réflexion : toujours point de paralysie, même faible ou partielle.

N° 22.

21 ans, symptômes d'hydrocéphale aiguë. Mort le dix-huitième jour. — *Épanchement dans tous les ventricules, ramollissement de la voûte à trois piliers.* (Abercrombie, ouv. cit., Obs. 6.)

D. G., imprimeur, âgé de 21 ans, était malade depuis six jours(3 septembre 1816); vomissait tout ce qu'il prenait, se plaignait d'un violent mal de tête, ne pouvait supporter la lumière, avait l'air abattu et l'œil égaré, pouls fort, 70 pulsations, langue nette, larges saignées, purgatifs, vésicatoire, mercure doux, enfin exutoire à la nuque; jusqu'au 10, mieux graduel et soutenu ; le 11 , point d'apparence de souffrance ; cependant l'œil est égaré, les pupilles sont dilatées : les jours suivans, délire, coma ; mort le 15, dix-huitième jour de la maladie. Tous les ventricules étaient pleins de sérosité ; la voûte à trois piliers est réduite en une masse pulpeuse sans consistance : le reste du cerveau est sain.

§ I. Il est probable que les vomissemens opiniâtres

tenaient, comme chez Marie Léger (obs. n° 16), à l'affection cérébrale, puisque la langue était nette ; mais nous ne pouvons en avoir la certitude, attendu que les symptômes sont décrits d'une manière trop laconique, et que l'autopsie cadavérique est incomplète. Voilà l'inconvénient des observations trop écourtées : quoi qu'il en soit, vous voyez toujours les mêmes symptômes accompagner la même altération, occupant les mêmes organes ; et toujours point d'apparence de paralysie.

§ II. En terminant l'intéressant article du journal d'Édimbourg, dans lequel nous avons puisé ces observations, le docteur Abercrombie compare entre elles les différentes histoires d'hydrocéphale qu'il a rapportées, et il fait observer que celles où l'on n'a trouvé que de la sérosité dans les ventricules, sans ramollissement de la substance cérébrale environnante, n'ont été accompagnées, dans le principe, que de symptômes très-légers et peu inquiétans ; que celles au contraire qui ont offert avec un épanchement une destruction des parties centrales du cerveau (*laquelle ne peut être*, ajoute-t-il, *que le résultat d'une inflammation de ces parties*), ont débuté par des symptômes violens, qui, dès les premiers instans, annonçaient une inflammation des plus alarmantes (*V.* n°ˢ 19 et 20) ; qu'enfin, dans la quatrième observation (*V.* n° 18), cette destruction des parties centrales n'était pas accompagnée d'épanchement, quoique la malade eût éprouvé les mêmes symptômes que les deux autres.

De ces faits et de beaucoup d'autres semblables que l'auteur a observés, il croit pouvoir conclure que dans les cas d'hydrocéphale, où la marche des symptômes est très-rapide, la maladie a commencé par une inflammation du cerveau, laquelle peut produire ou ne pas produire d'épanchement dans les ventricules. Ces réflexions, très-judicieuses, sont de tout point conformes avec les observations qui précèdent ; ainsi, sans parler de la conviction du docteur Abercrombie, sur la nature inflammatoire de l'altération, vous avez vu dans plusieurs d'entre elles l'arachnoïde de la surface du cerveau enflammée, vis-à-vis des portions de la substance corticale qui étaient ramollies. (V. l. 1re, Obs. 16, et l. 2e, Obs. 1, 3 et 4). Et pour parler spécialement de celle des ventricules, dans l'Obs. 9, l. 1re, de la sérosité sanguinolente était épanchée dans le ventricule latéral gauche, et la substance cérébrale environnante était ramollie et injectée. Dans l'Obs. 13, l. 1re, la couche des nerfs optiques droite était ramollie, et vis-à-vis une fausse membrane, molle, récente, de même étendue, l'unissait au septum lucidum. Dans l'Obs. 1, l. 21, de la sérosité était épanchée dans le ventricule droit, c'est-à-dire du côté du ramollissement ; l'autre était sec. Dans l'Obs. 2, l. 2, elle était altérée, comme détruite, et la voûte à trois piliers était ramollie. (V. aussi celle de Morg., n° 14, et surtout celle de Leger, n° 16).

Aussi, nous ne pouvons pas douter que dans beaucoup de cas, l'inflammation de la substance cérébrale qui environne l'arachnoïde, ne détermine celle de cette membrane, soit dans les ventricules, soit à la surface du cerveau, et par suite l'épanchement séreux, séro - pululent, etc., qu'on rencontre quelquefois. Nous avons vu que les inflammations du cerveau avaient une marche rapide, étaient promptement mortelles ; il n'est donc pas douteux que dans les cas où les symptômes d'hydrocéphale sont dus à une inflammation de la substance cérébrale, ils doivent être plus graves ; que la marche de la maladie doit être plus rapide.

Nous avons vu aussi plusieurs cas dans lesquels cette inflammation du cerveau n'avait pas produit d'inflammation de l'arachnoïde environnante, et deux entre autres, où le septum lucidum, la voûte à trois piliers étaient détruits sans qu'il existât d'épanchement, et cependant les symptômes avaient été les mêmes que dans les cas où l'inflammation du cerveau occupait les mêmes parties, c'est-à-dire, ceux d'hydrocéphale : ce qui prouve que ce n'est pas tant l'épanchement que l'affection des parties voisines qui détermine la gravité des symptômes ; qu'on a trop attaché d'importance aux épanchemens ; qu'on n'a pas encore assez arrêté son attention sur les ramollissemens, et qu'on s'est trop occupé de déterminer l'absorption du liquide épanché.

Cependant, il ne faut pas être exclusif ; il y a beaucoup de cas dans lesquels nous ne savons pas si l'inflammation du cerveau a précédé celle de l'arachnoïde ; et il est probable que souvent elle a lieu simultanément. Dans d'autres, nous sommes certains que celle de l'arachnoïde a précédé de long-temps celle du cerveau, comme le prouvent les symptômes extérieurs d'arachnitis chronique, suivis seulement, au bout d'un temps très-long, de ceux de ramollissement qui se développèrent tout--à--coup, les altérations de l'arachnoïde, les adhérences organisées en tissu cellulaire, qui annoncent une inflammation chronique. Dans ces cas, il est bien certain que le ramollissement a été la suite de l'arachnitis. Ainsi, le raisonnement et l'expérience nous prouvent que l'inflammation de l'arachnoïde et celle du cerveau peuvent se manifester simultanément et par l'effet d'une même cause ; tandis que d'autres fois c'est tantôt l'une, tantôt l'autre qui commence. Nous ferons plus tard l'application de ces données à l'étude de l'hydrocéphale. En attendant, je vais vous rapporter une observation de M. Coindet, qui prouve que l'affection de la substance cérébrale qui environne les ventricules peut être consécutive.

N° 23.

Symptômes d'hydrocéphale chronique, amélioration ; à sept mois rechute promptement mortelle. — Dans le ventricule gauche, douze onces de sérosité ; dans le droit, environ une demi-livre d'une bouillie couleur de chocolat mêlée de sang et de substance cérébrale. (Coindet, Mémoire sur l'Hydrencéphale, page 43, à la note.)

Une petite fille de sept mois , dont les deux frères
étaient morts d'hydrocéphale, le premier âgé de quatre
ans , et le second de trois , peu de jours après sa
naissance heurta de la tête contre le plancher , au
moment où la nourrice changeait ses langes : cependant on ne remarqua aucune apparence de contusion,
d'ecchymose , ni aucun symptôme de commotion ;
mais on remarqua que l'enfant avait la tête plus
grosse que de coutume, et pouvait à peine la supporter. A six semaines, elle loucha de l'œil droit, à
quatre mois eut des vomissemens et des convulsions
du côté *droit* , avec dilatation des pupilles , assoupissement, et semblait devoir succomber d'un moment
à l'autre. Cependant ayant pris du vin d'Espagne ,
du calomel et de la digitale, elle se rétablit en con-
servant le strabisme de l'œil droit , la dilatation des
pupilles , et jouit d'une santé en apparence assez
robuste : mais la tête continua de se développer
énormément. Elle ne parut pas acquérir d'intelligence ; lorsqu'on pressait la fontanelle, on sentait
une fluctuation évidente ; on déterminait une dilatation considérable de la pupille, qui se dissipait
lentement. A sept mois, elle eut une nouvelle attaque
d'hydrocéphale avec moins de convulsions et plus de
faiblesse que dans la précédente, dilatation complète
des pupilles ; elle cessa de prendre le sein , et succomba dans une légère attaque de convulsions.

Autop. cadv. Membranes pâles et décolorées, circonvolutions du cerveau effacées, ventricule droit
contenant environ une demi-livre de bouillie de cou-

leur et de consistance de chocolat, mêlée de caillots et de substance du cerveau *décomposée*; ventricule gauche dilaté, au point de contenir près de douze onces d'une sérosité limpide, non coagulable par la chaleur; le troisième ventricule n'existait plus.

§ I. Ici l'altération de la substance cérébrale a bien évidemment été consécutive à l'hydrocéphale chronique. C'est à elle qu'il faut principalement attribuer la rechute. Vous n'admettrez donc pas d'une manière exclusive que l'affection de l'arachnoïde des ventricules et l'épanchement qu'on rencontre dans leur cavité, soient toujours produits par la maladie de la substance cérébrale environnante. Mais vous avez vu que la mort était survenue promptement après la rechute; ce qui vous prouve que même quand le ramollissement du cerveau est consécutif, la maladie suit dès-lors une marche aiguë; et cela doit être, s'il est vrai que cette altération soit le résultat d'une in-flammation aiguë du cerveau.

N° 24.

Après les considérations étendues dans lesquelles je suis entré en terminant la lettre précédente, et les réflexions qui accompagnent chacun des faits par-ticuliers que j'ai rapportés dans celle-ci, je pour-rais peut-être me dispenser de revenir encore sur la nature inflammatoire de cette autre espèce de ramol-issement. Mais M. Recamier, dont l'opinion est d'un très-grand poids, professe avec beaucoup d'éloquence des idées tout-à-fait opposées. Cet habile praticien regarde *plus. que jamais* les ramollissemens du cerveau comme une altération *sui generis*, une dégénérescence particulière, qu'il compare à certains ramollissemens de la rate. Il croit ces désorganisations indépendantes de toute inflammation et produites par une cause générale, une maladie de toute l'économie, une fièvre *ataxique, nerveuse, maligne* ou *pernicieuse*, qui se porte sur le système nerveux et spécialement sur le cerveau, détruit et désorganise son tissu ; de-là, les *ramollissemens*, les *dégénérescences*, les *foyers ataxiques*.

Passons donc rapidement en revue ces différentes altérations ; et d'abord je dois vous faire remarquer que dans le plus grand nombre de cas, le ramollissement du cerveau était accompagné d'inflammasion aiguë ou chronique de l'arachnoïde, ou d'adhérences contre nature, qui existaient exclusivement ou principalement vis-à-vis de la partie du cerveau qui était malade ; et c'est déjà une circonstance fort remarquable.

J'ai commencé par vous rapporter des observations dans lesquelles une partie du cerveau ramolli était fortement injectée, tandis qu'une autre était en suppuration ; dans la première, la maladie a présenté deux époques distinctes, c'est-à-dire, qu'après une amélioration bien marquée, le malade éprouva une rechute : la substance grise de la partie supérieure des lobes moyen et postérieur droits était d'un

14*

blanc sale, et contenait plusieurs abcès, tandis que celle de la partie inférieure des mêmes lobes qui était pénétrée de sang, avait une couleur brunâtre comme dans les observations de la lettre précédente. Je vous ai fait remarquer que ce double changement de couleur de la substance grise s'expliquait d'une manière toute naturelle par son mélange avec le pus, d'une part, et avec le sang, de l'autre ; que ces deux altérations, dont l'une avec injection sanguine et l'autre avec suppuration, avaient tous les caractères d'une inflammation aiguë, observée à deux époques différentes ; et qu'enfin cette probabilité se changerait en certitude, par la coïncidence parfaite des deux séries de symptômes observés pendant la vie avec les deux degrés de l'altération en question. J'insiste sur cette observation, parce que je ne crois pas qu'il existe en médecine rien de plus clair, de plus démonstratif. Vous retrouvez à peu près les mêmes circonstances dans l'Observation n° 11 de la lettre 1re. La substance grise de la partie antérieure de l'hémisphère gauche était très-injectée, comme pénétrée de sang, et la partie postérieure du ventricule gauche *était détruite comme par suppuration, de manière à laisser une cavité en forme de ventricule accidentel.*

Après vous avoir montré ces deux espèces de ramollissement avec injection sanguine et avec suppuration, ou pour mieux dire, ces deux degrés de l'inflammation aiguë du cerveau isolés l'un de l'autre dans le même hémisphère du cerveau, je vous les ai fait voir l'un à côté de l'autre dans l'observation de

Collado (n° 1 , § IV). La substance grise enflammée
était, dit-il, *partim ex rubro nigricans partim
purulenta* : dans celle de Jean Bauhin (n° 1, § V), *ea
pars nigricabat et apostema continebat in proximâ
cerebri parte* : dans l'observation de M. Dan de la
Vautrie (n° 9, let. 1ʳᵉ), où la substance cérébrale
était d'un *rouge amaranthe* à la surface, et à *moitié
réduite en pus au centre* : enfin dans l'observation de
M. Avisard (n° 1, § VII), où la substance cérébrale
réduite en bouillie, était environnée d'une ligne
d'un *rouge pâle*, en dehors de laquelle existait une
foule de petits points rouges. Ainsi vous voyez ces
deux degrés de l'inflammation se confondre, et leurs
caractères aller en décroissant ; d'une part, l'injection
vasculaire diminue ainsi que la coloration du cerveau ; de l'autre, il n'est pas question de pus. Ces
observations nous conduisent donc par une transition
insensible du ramollissement avec injection sanguine,
au ramollissement avec infiltration de pus, ou du premier au second degré de l'inflammation du cerveau.

Mais poursuivons. M. Rochoux (n° 2), sans
penser à une inflammation, mais décrivant avec
exactitude ce qu'il avait vu, remarque que cette
espèce de bouillie pultacée semblait formée par une
trituration de la substance cérébrale avec du *pus* ; et
comme pour rendre encore plus frappante la ressemblance de cette altération avec un abcès, il ajoute
que « cette substance se laissait facilement entraîner
par un courant d'eau, de manière à laisser une
sorte de grande caverne. » Je vous ai fait remarquer

que le corps strié était de même couleur que la
substance blanche.

Dans l'observation n° 3, nous avons trouvé plusieurs
petits foyers dans le centre ovale de Vieussens, et dans
le corps strié du même côté ; et vous avez vu que la
substance grise des circonvolutions, décolorée, avait
aussi le même aspect que la substance blanche.

Dans celle qui suit (n° 3, § IV), la chose était encore
plus évidente. Le lobe postérieur gauche contenait un
abcès plein d'un pus verdâtre, et le cerveau environ-
nant était d'une mollesse diffluente, avait la même couleur que le pus, et la substance grise, quoique moins
affectée, était aussi verdâtre et par conséquent imprégnée de pus.

Dans celle de Gottl Schmidt (n° 4, § II), la suppuration était déjà plus équivoque ; c'était, dit-il,
une transformation semblable à de la gélatine très-
liquide, ou plutôt à un abcès, *vel potius colliquamento*.
Kaav dit (n° 4, § III) que la substance *grise* était transformée en un mucus *jaunâtre* et fétide, dans lequel
flottaient les vaisseaux de la pie-mère ; et Morgagni
regarde cette altération comme un véritable abcès.

J'ai aussi arrêté votre attention sur les expressions remarquables de Paaw (obs. n° 5), qui
trouva dans la substance du cervelet, *plus molle* que
celle du cerveau, un *abcès* plein d'une humeur *peu
naturelle*, de couleur *citrine* un peu *pâle* ; expressions qui sont équivalentes à celles de *trituration de
la substance cérébrale avec du pus*, etc., dont se sert
M. Rochoux. Vous voyez qu'il s'agit moins ici d'un

véritable abcès que d'une suppuration commençante, semblable à celle dans laquelle le pus infiltré dans la pulpe cérébrale désorganiée, était déjà dans plusieurs points réuni en petits foyers épars. Dans l'observation suivante (n° 6), la même altération existait également dans le cervelet, mais elle était moins avancée , ressemblait moins à un abcès.

Dans l'observation 7 , le corps strié et la couche des nerfs optiques du côté droit étaient transformés , ainsi que le centre ovale de Vieussens, en une espèce de bouillie moins blanche que la substance médullaire dans l'état sain ; leurs vaisseaux se séparaient très-facilement. L'altération du côté gauche était moins étendue et moins avancée , les symptômes avaient commencé par le côté gauche du corps , et ne s'étaient étendus au droit que sur la fin de la maladie. Ici il n'est pas question de pus rassemblé en foyer, mais la substance grise était d'un blanc sale. Ses vaisseaux semblaient flotter dedans, comme ceux de la pie-mère dans le mucus jaunâtre et fétide dont parle Kaav. Il n'y a donc d'autre différence entre cette altération et celle décrite par Kaav, et que Morgagni regarde comme un abcès, que l'absence de l'odeur fétide , et vous savez ce qu'il faut penser de ce caractère éventuel de la suppuration. Son absence ne doit donc pas nous empêcher de regarder cette désorganisation comme un commencement de suppuration , et la décoloration de la substance grise comme un effet de la présence du pus. J'en dirai autant de la transformation de la substance grise

du lobe antérieur gauche du cerveau (obs. n° 8),
en une matière extrêmement molle , pulpeuse, *jau-*
nâtre , adhérente à l'arachnoïde , laquelle, dans le
même endroit, avait également contracté des adhérences avec la dure-mère , et cela vis-à-vis de la
partie du crâne qui avait été contuse un mois auparavant. Vous retrouvez exactement les mêmes circonstances dans l'observation de M. Avisard, qui
vient ensuite (n° 8, § III) : la surface du cerveau
adhérait à l'arachnoïde, et l'arachnoïde à la dure-
mère. La substance cérébrale était tellement diffluente qu'elle s'écoula aussitôt qu'on eut plongé le
bistouri dans cet hémisphère. Que fallait-il de plus
pour que ce fût un véritable abcès ? Voyez aussi
l'observation de Morgagni, n° 8, § IV.

Dans l'observation n° 9, la substance grise adhérente
à l'arachnoïde était d'un d'un blanc jaunâtre diffluente
et semblable à du *pus.*

Dans les autres observations, les caractères de la
suppuration sont plus équivoques, mais vous remarquerez que, dans la dixième, la protubérance annulaire, composée en grande partie de substance
grise , était diffluente et de couleur *jaunâtre* , et il
existait en même temps une inflammation bien prononcée de l'arachnoïde. Dans la onzième, la même
protubérance était réduite en une matière semblable
à de la bouillie. Dans les autres , l'altération n'étant
pas bien décrite, on ne peut en tirer aucune conséquence ; vous avez vu cependant que des deux ramollissemens dont parle Morgagni, l'un (n° 14) était

accompagné d'une inflammation considérable de l'arachnoïde ; l'autre (n° 16), d'une *véritable sanie* infiltrée dans la pie - mère, d'une injection vasculaire, telle que les plus petits vaisseaux étaient distendus par du sang Enfin, si M. Coindet (n° 15) n'a pas décrit l'altération, il n'hésite pas à la ranger parmi les céphalites ou inflammations du cerveau. Vous savez aussi quelle est l'opinion du docteur Abercrombie.

§ I. Vous avez vu par les observatious de la lettre première, que toutes les fois que la substance grise était ramollie , injectée , pénétrée de sang , elle avait une couleur plus foncée que dans l'état naturel. Nous en avons conclu que cette coloration particulière tenait à la présence du sang dans la substance grise, et cela avec d'autant plus de certitude que nous n'avons jamais trouvé cette couleur brunâtre violacée , etc. , dans la substance blanche. Maintenant vous venez de voir que toutes les fois que nous avons trouvé dans la substance grise désorganisée, ou dans les environs, une suppuration bien évidente , cette même substance grise était décolorée, d'un blanc sale, jaunâtre, verdâtre, etc. D'où il me semble naturel de conclure que quand elle est ramollie, diffluente, pâle, blanchâtre, jaunâtre, etc. , quoique nous n'y trouvions pas de véritable abcès , ce n'est pas moins à la présence du pus qu'il faut attribuer cette altération de sa couleur naturelle ; seulement il n'est encore qu'infiltré dans son tissu, il ne peut être reconnu que par analogie, parce qu'il n'est pas encore réuni en masse assez considérable pour être appréciable au premier coup-d'œil. Ainsi de même que le sang injecté dans les vaisseaux de la substance grise, infiltré ou combiné avec elle en différentes proportions, lui communique différentes nuances de couleur, depuis le rouge grisâtre jusqu'au violet noirâtre ; de même, lorsque la suppuration commence à s'établir, le pus remplace le sang, et imprègne de sa couleur la substance grise dans laquelle il s'infiltre, s'y combine d'abord avant de se réunir sous forme d'abcès, et, suivant son abondance et sa couleur propre, il lui communique différentes nuances depuis le blanc sale jusqu'au verd. De même aussi que nous avons été conduits, de l'injection vasculaire la plus simple à l'épanchement de sang des apoplexies, par des nuances insensibles entre lesquelles nous n'avons pas pu trouver de ligne de démarcation bien tranchée, de même nous sommes arrivés en sens inverse, par des transitions imperceptibles, des abcès ou collections de pus au milieu de la substance cérébrale ramollie jusqu'à la simple décoloration de la substance grise par l'infiltration du pus.

Jusqu'à présent je n'ai parlé que de la substance grise, parce que sa couleur naturelle nous offrait un terme de comparaison, que nous n'avions pas dans la substance blanche. Mais de même que l'injection sauguine donne à cette dernière une teinte rosée ou rouge plus ou moins foncée, de même le pus, lorsqu'il est coloré, lui communique son aspect jaunâtre, verdâtre, etc. ; et, comme il arrive quelquefois que le pus est d'un blanc plus ou moins mat, vous concevez qu'alors il ne peut pas changer la couleur de la substance blanche. Ce cas est, je l'avoue, fort obscur, peu susceptible d'une démonstration positive ; il n'y a que l'analogie qui puisse entraîner la conviction. C'est à vous de juger si elle est suffisamment établie. Quoi qu'il en soit, la couleur jaune, verte, etc., de la substance cérébrale ramollie, n'indique pas moins positivement la présence du pus, que la couleur rose, rouge, etc., n'indique celle du sang ; et l'infiltration du pus, dans la substance cérébrale désorganisée, ne caractérise pas moins exactement le commencement de la seconde période de l'inflammation du cerveau, que l'injection sanguine ne caractérise la première.

§ II. Consultons maintenant les analogies, et voyons si ces données s'accordent avec tout ce que nous savons des inflammations phlegmoneuses. Quand on examine le tissu d'un organe, qui a été affecté d'inflammation aiguë arrêtée par la mort au milieu de sa première période, on trouve son parenchyme infiltré de sang, rouge, brun, violacé ; ses plus petits vaisseaux sont développés, son tissu est très-facile à déchirer. Je vous ai fait voir que cet état correspondait à celui du cerveau dans les observations de la lettre première. Un peu plus tard vous rencontrerez çà et là un peu de pus infiltré dans les mailles du tissu cellulaire qui a pris une teinte grisâtre, jaunâtre, est devenu plus fragile encore ; quelques gouttes de pus commencent

déjà à se réunir en différens points, mais le reste de
l'organe est encore gorgé de sang ; la partie du phleg-
mon qui commence à suppurer est environnée d'une
atmosphère de vaisseaux dilatés. N'est-ce pas là le cas
des premières observ. de cette lettre (Voy. n° 1 et § IV,
V, VI et VII), dans lesquelles nous avons trouvé du
pus dans certains points, et dans d'autres une injection considérable avec coloration brunâtre, noirâtre, etc. ; plus tard l'injection vasculaire diminue,
disparaît entièrement : peu à peu le pus remplace le
sang, s'infiltre dans les aréoles du tissu cellulaire
presque privé de cohésion, se combine pour ainsi dire
avec lui. Si vous divisez l'organe malade, vous n'y
trouvez pas encore de foyer purulent bien distinct ;
mais en le pressant entre les doigts, vous en faites
sortir des gouttelettes de pus, dont la présence devient évidente alors par la réunion des molécules
éparses en globules distincts. Je n'ai pas besoin de
vous dire pourquoi il n'est pas possible de l'exprimer
ainsi de la substance cérébrale dans laquelle il est
infiltré de la même manière : il est évident aussi que
cet état correspond à celui des ramollissemens avec
coloration jaunâtre, verdâtre, etc., ou simplement
avec décoloration de la substance grise. Plus tard le
pus se réunit en petits foyers vers le centre, tandis qu'à
la circonférence il n'est encore qu'infiltré dans le tissu
cellulaire ; mais ces petits foyers ne forment pas encore
un véritable abcès à cavité bien circonscrite ; c'est le
cas des observations n°ˢ 3 et 5. Au bout de quelques
jours ces petits foyers se réunissent pour n'en faire

qu'un principal, dont la cavité est plus exactement
limitée, dont les parois sont mieux dessinées ; il
existe un abcès proprement dit. (Voy. l'obs. n° 3,
§ IV.) Enfin, quand la marche de l'inflammation est
plus lente, quand le pus séjourne plus long-temps au
milieu des tissus affectés, cinq à six mois par
exemple, les parois du foyer s'organisent, il se développe autour du pus une véritable membrane,
comme il s'en forme autour de tous les corps étrangers qui séjournent dans l'économie , autour des .
caillots de sang dans les apoplexies par exemple ;
tels sont les abcès par congestion, ceux qu'on a ap-
pelés *froids*, qui ont leurs analogues dans les abcès
enkystés du cerveau que nous examinerons par la
suite. Vous voyez que les inflammations du cerveau
présentent les mêmes phénomènes, suivent la même
marche que celles de tous les organes parenchymateux,
sauf quelques légères différences qui tiennent à la
mollesse de la substance nerveuse, et au peu de tissu
cellulaire qui entre dans la composition du cerveau.
Mais pour être plus clair, prenons un exemple particulier, et choisissons parmi tous les organes celui
dont les maladies ont été étudiées avec le plus de
soin. Lorsqu'un malade meurt avec une inflammation aiguë du poumon encore à sa première période, on trouve son tissu gorgé de sang, comme
carnifié, *hépatisé* ; quand on le coupe par tranches,
on voit ruisseler de sa surface divisée une foule de
gouttelettes de sang qu'on exprime facilement de son
parenchyme avec lequel il semblait combiné. Si la

maladie a duré plus long-temps , le tissu du poumon est grisàtre , blanchâtre dans certains points ,
sanieux , brunâtre , violacé dans d'autres ; on en
exprime dans certains endroits du pus, et dans
d'autres du sang : plus tard , l'injection vasculaire
disparaît, le pus prend partout la place du sang , il
s'infiltre , se combine avec le parenchyme du poumon, de manière à former un tout homogène, blanc,
jaunâtre ou verdâtre, suivant la couleur du pus,
quoiqu'on n'y rencontre pas d'abcès proprement dit
(du moins cela est excessivement rare); le pus ruisselle
de sa surface à chaque section qu'on y pratique, et
personne ne doute de l'existence d'une véritable
suppuration du poumon : c'est au pus qu'on attribue
sa consistance et sa couleur. Quand l'inflammation
est moins aiguë, quand la suppuration s'établit d'une
manière plus lente, on trouve le poumon semblable
à un foie gras, il forme un tout homogène qui se
laisse couper et déchirer comme du lard rance ou
du beurre un peu ferme ; c'est ce qu'on a plus particulièrement appelé hépatisation grise ou blanche.
Quand on en exprime une tranche entre les doigts ,
on en fait sortir une matière onctueuse puriforme,
qui, ramassée sur le manche d'un scalpel, peut être
reconnue pour du véritable pus, quand on a vu des
cas anologues où la suppuration était évidente;
encore faut-il convenir qu'il est tellement uni au
tissu cellulaire, qu'il semble retenu dans ses mailles,
molécule à molécule, et que souvent on prendrait
plutôt ces hépatisations blanches du poumon pour

une dégénérescence graisseuse semblable à celle du foie, que pour une véritable suppuration. C'est à cet état du poumon que je compare les ramollissemens avec coloration jaunâtre, verdâtre, décoloration de la substance grise, ces transformations en une espèce de bouillie diffluente d'un blanc sale, etc. La ressemblance serait parfaite si l'organisation du cerveau permettait d'en exprimer le pus : je vous ai fait voir que l'augmentation de consistance du poumon tenait à ce que le pus avait pris la place de l'air, à ce qu'il était emprisonné par un tissu cellulaire extrêmement abondant. Cependant cette augmentation de consistance n'empêche pas que son tissu n'ait perdu sa cohésion, et ne se laisse déchirer avec la plus grande facilité. (*Voy*. la lettre 1re, p. 88 et suivantes.) Supposez un instant que ce tissu cellulaire si abondant du poumon, soit remplacé par de la substance cérébrale ; quelle consistance aura l'hépatisation blanche dont nous parlons ?

Ainsi les inflammations aiguës du poumon et du cerveau produisent dans ces deux organes des altérations analogues. Dans l'un et l'autre cas il y a diminution de la cohésion, de la ténacité du tissu affecté. Les diverses nuances que présentent les hépatisations du poumon ne diffèrent de celles que nous avons observées dans les ramollissemens du cerveau, que par la densité ; et cette différence, je ne puis trop le répéter, tient à l'abondance du tissu cellulaire dans le poumon, et à son absence presque absolue dans le cerveau ; c'est aussi pour cette raison que l'infiltration du pus est plus facile à démontrer dans le premier que dans le second. Et de même qu'on rencontre rarement des inflammations aiguës du poumon sans altération de la plèvre correspondante, et des inflammations de la plèvre sans affection plus ou moins grave du poumon : de même nous avons rarement trouvé la substance cérébrale de la surface du cerveau ou des ventricules ramollie, sans que l'arachnoïde correspondante ait offert des traces d'inflammation ; et nous avons vu dans beaucoup de cas des inflammations de l'arachnoïde précéder évidemment de long-temps celle du cerveau.

Enfin les inflammations de la plèvre influent directement sur les fonctions du poumon, comme celles de l'arachnoïde sur les fonctions du cerveau ; et si les symptômes de la pleurésie ont beaucoup de ressemblance avec ceux de la pneumonie, les symptômes de l'arachnitis n'ont pas moins d'analogie avec ceux de l'encéphalite. Malheureusement nous n'avons pas ici la ressource de la percussion et de l'auscultation médiate, qui dans le plus grand nombre des cas peuvent seules faire distinguer les affections de la plèvre de celle du poumon.

Je vous ai dit que M. Récamier comparait les ramollissemens du cerveau à ceux de la rate. J'avoue qu'on trouve dans certains cadavres cet organe comme diffluent, transformé en une espèce de sanie, semblable à du chocolat ou à de la lie de vin. Je ne dis pas que cette altération de la rate n'ait de l'analogie avec celle du cerveau; mais personne jusqu'à présent, je pense, n'en connaît encore ni la cause ni les symptômes. Or, pour arriver à la solution d'un problème, il ne faut pas commencer par y introduire un nouvel inconnu. Pour me donner une idée d'un objet dont j'ignore la nature, il ne faut pas le comparer à un autre que je connais encore moins. L'état de la science sur les maladies de la rate, prouve seulement, comme je l'ai dit en parlant des rapports intimes et réciproques de l'anatomie, de la physiologie et de la pathologie (préface, pag.3), que « les organes, dont les affections ont été plus tôt et plus exactement connues, sont aussi ceux dont la structure et les fonctions étaient plus faciles à apprécier. »

De ce que les ramollissemens du cerveau sont souvent accompagnés de certains symptômes qui paraissent irréguliers ou bizarres, faut-il en conclure que cette altération soit produite par une fièvre *ataxique*, *nerveuse*, *pernicieuse* ou *maligne?* C'est comme si l'on prétendait aujourd'hui que dans l'apoplexie, c'est la paralysie qui est la cause de l'épanchement de sang ; car on a fait aussi de l'apoplexie une maladie essentielle, jusqu'au moment où de nombreuses ouvertures de cadavres ont permis de reconnaître la cause des symptômes observés pendant la vie.

§ III. Si nous examinons comme nous l'avons fait pour les ramollissemens avec injection vasculaire, etc., quel a été le siége de la maladie dans les observations qui précèdent, nous trouverons que la substance grise de la surface du cerveau a été affectée neuf fois, dont trois à droite (n° 1, § V, et n° 13); trois à gauche (n° 8, § 4, et n° 9), et trois des deux côtés (n° 1 § IV, n° 4, et § III); le corps strié, deux fois à droite (n°ˢ 2 et 3). La couche des nerfs optiques, et le corps strié, une fois à droite, (n° 7); la protubérance cérébrale trois fois (n° 10, 11 et 12). Dans cinq autres observations, la maladie affectait les substances blanches et grises, à peu près également une fois à droite (n° 4, § 2); quatre fois à gauche (n° 1 § VII; n° 3 § IV; n° 4 § IV, et n° 15); dans huit autres observations, la substance blanche seule était ramollie, une fois, celle du lobe gauche du cervelet; une fois les cuisses et le corps de la moëlle allongée (n° 3); cinq fois le corps calleux, le septum lucidum et la voûte à trois piliers (n°ˢ 18, 19, 20, 21 et 22); une fois les parois du ventricule droit (n° 23). Si vous rapprochez ce résumé de celui de la lettre précédente en y ajoutant les deux observations de MM. Cruveilhier et Gombaut (Voy. les obs. A et B, note, pag. 101 et suiv.), vous aurez le tableau suivant:

Sur quarante-six observations dans lesquelles le siége de la maladie a été indiqué d'une manière assez précise, il a existé exclusivement ou principalement:

	Du côté droit.	Du côté gauche.	Des deux côtés en même temps.	Sur la ligne médiane.	
Dans la substance grise de la surface du cerveau.	3	7	6	»	16
Dans le corps strié et la couche des nerfs optiques.	9	2	2	»	13
Dans la protubérance cérébrale.	»	»	»	4	4
Dans la substance blanche.	1	1	»	6	8
Et dans les substances blanche et grise à peu près également.	1	4	»	»	5
	14	14	8	10	46

Ainsi, sur ces quarante-six observations, la maladie a eu son siége principal trente-trois fois dans la substance grise ou dans des organes qui en sont principalement formés, et huit fois seulement dans la substance blanche. Et ce qui est encore assez remarquable, la surface des circonvolutions, où la substance grise existe sans mélange, a été affectée seize fois, le corps strié et la couche des nerfs optiques qui en sont en grande partie formés, treize fois, et la protubérance annulaire, où l'on en rencontre moins, ne l'a été que quatre fois. Il est vrai qu'il faut avoir égard à la grande étendue qu'occupe en surface

15*

la substance grise des circonvolutions, au volume du corps strié, de la couche des nerfs optiques, et de la protubérance annulaire. Il faut aussi tenir compte du voisinage de l'arachnoïde, puisque, dans plusieurs cas, l'inflammation de la substance grise a été due évidemment à celle de l'arachnoïde en contact avec elle. Quoi qu'il en soit, la disproportion entre le nombre des affections de la substance grise et de la substance blanche est trop grande pour qu'on puisse l'attribuer au hasard. Je vous ai déjà fait remarquer que ce rapport de fréquence coïncidait parfaitement avec la distribution des vaisseaux dans la substance cérébrale. Cette coïncidence n'est pas seulement intéressante sous le point de vue pathologique ; elle prouve encore que la substance grise jouit d'une activité plus grande que la substance blanche, et qu'elle est chargée de fonctions plus importantes ; résultat conforme à l'opinion du docteur Gall, qui la regarde comme un organe de sécrétion, de création, comme la partie essentielle de la pulpe nerveuse.

§ IV. La durée de la maladie est dans beaucoup de cas difficile à déterminer d'une manière précise, tantôt parce que les observateurs ont négligé d'indiquer l'époque de l'invasion, ou qu'il a été impossible de se procurer à cet égard les renseignemens nécessaires : tantôt parce que d'autres affections ont précédé l'inflammation du cerveau, et que les symptômes se sont succédés presque sans transition. Pour éviter ces causes d'erreur, je n'ai

tenu compte dans le relevé suivant que des observations les plus positives.

Malades morts dans le premier septenaire, 22.	Mort subite,	3.	L. I, n. 7 et 19. — L. II n. 4 § 3.
	— très-prompte,	3.	L. I, n. 13 et 21. — L. II, n. 17.
	— le 2ᵉ jour,	3.	L. I, n. 17. — L. II, n. 3 § 4, et n. 16.
	— le 3ᵉ,	4.	L. I, n. 4 et 16. — L. II, n. 9 et 15.
	— le 4ᵉ,	3.	L. I, n. 13. — L. II, n. 8 et 11.
	— le 5ᵉ,	1.	L. II, note p. 104.
	— le 6ᵉ,	3.	L. II, n. 4, 13 et 14.
	— le 7ᵉ,	2.	L. I, n. 2. — L. II, n. 1.
Dans le second, 12.	— le 8ᵉ,	4.	L. I, n. 5 et 11. — L II, n. 1 § 7, et n. 6.
	— le 9ᵉ,	1.	L. II, n. 3.
	— le 10ᵉ,	1.	L. II, n. 20.
	— le 11ᵉ,	1.	L. II, n. 12.
	— le 12ᵉ,	4.	L. I, n. 7, 8 et 14. — L. II, note p. 101.
	— le 13ᵉ,	1.	L. I, n. 12.
Dans le troisième, 7.	— le 15ᵉ,	1.	L. II, n. 21.
	— le 16ᵉ,	2.	L. II, n. 18 et 19.
	— le 17ᵉ,	1.	L. I, n. 15.
	— le 18ᵉ,	1.	L. II, n. 22.
	— le 20ᵉ,	1.	L. I, n. 6.
	— le 21ᵉ,	1.	L. II, n. 7.

Le malade du n° 10, l. 1ʳᵉ, n'est mort qu'au
bout de deux mois, mais il faut remarquer que
l'inflammation du cerveau est survenue à la suite
d'une apoplexie, et que nous avons trouvé du pus
autour du caillot. Celle du n° 8, après une chute

sur la tête, qui causa des accidens graves, fut sujette, pendant deux mois, à des attaques d'épilepsie, etc. Mais elle ne vécut que quatre jours après
l'apparition des symptômes d'inflammation du cerveau. Les premiers étaient dûs à l'affection chronique de l'arachnoïde. Voyez aussi les observations
de M. Cruveilhier (note, pag. 101), de M. Martin
Solon (l. 2, n° 10), et celles de M. Coindet (l. 2,
n°s 15 et 23). Dans les deux premières, les malades
ont éprouvé, pendant très-long-temps, des symptômes d'inflammation chronique de l'arachnoïde, et
en effet, cette membrane était épaissie, couverte
de granulations. Dans les deux dernières, l'inflammation du cerveau a été précédée, pendant plusieurs
mois, de symptômes d'hydrocéphale chronique, et
l'épanchement de sérosité était considérable.

Ce sont probablement des observatious analogues
qui ont fait regarder les ramollissemens comme des
maladies lentes. Vous savez que le docteur Abercrombie les appelle des inflammations chroniques. Vous
voyez cependant que sur quarante et un malades,
vingt-deux sont morts dans le premier septenaire, et
dix-neuf seulement dans les deux autres; certes, ce n'est
pas ici la marche des maladies chroniques. Au reste,
le docteur Abercrombie est sur ce point en opposition avec lui-même, puisqu'il a très-bien fait observer que parmi les cas d'hydrocéphale aiguë qu'il a rapportés, ceux qui étaient accompagnés de ramollissement de la subsance cérébrale des ventricules ont
présenté, dès le début, des symptômes plus graves,

ont eu une marche plus rapide que les autres ;
puisqu'enfin, il attribue cette acuité plus grande de la
maladie à l'inflammation de la substance cérébrale.

Ne croyez pas cependant que je prétende que les
ramollissemens du cerveau soient *toujours* dus à une
inflammation aiguë : je sais trop que la vérité ne se
trouve jamais toute entière dans les opinions exclu-
sives. D'ailleurs, rien n'est plus difficile que d'établir
une ligne de démarcation tranchée entre les inflammations aiguës et chroniques. Aussi vous ai-je fait
remarquer quelques cas, rares à la vérité, dans lesquels les symptômes avaient suivi une marche lente
et graduée, s'étaient montrés avec une apparente bé-
nignité, qui ne s'accorde pas avec l'idée d'une inflammation aiguë. En comparant les ramollissemens
du cerveau aux hépatisations du poumon, je vous ai
dit aussi que cette dernière altération était due tantôt
à une inflammation aiguë, tantôt à une inflammation
chronique, et qu'il en était de même des ramollissemens. Cependant, à en juger par le relevé précédent,
la marche de la maladie est le plus souvent très-rapide, et alors elle est accompagnée de symptômes très-
intenses, quelquefois elle dure plus long-temps et
se développe lentement. Mais dans l'un et l'autre cas,
vous concevez également bien pourquoi ces ramollissemens contenaient si rarement du pus. Quand
l'inflammation a été violente, la mort est arrivée
trop promptement ; quand les malades ont vécu plus
long - temps, l'inflammation s'est développée trop

lentement , pour que la suppuration ait eu le temps
de s'établir.

§ V. L'âge de la plupart de nos malades mérite aussi
quelque attention. Le relevé des observations m'a
donné le résultat suivant :

De 10 à 20 ans,	1.	L. I, n. 9.
De 20 à 30,	7.	L. I, n. 5. — L. II, n. 9, 10, 17, 18, 21 et 22.
De 30 à 40,	4.	L. I, n. 17. — L. II, n. 3, § 4, et n. 20.
De 40 à 50,	4.	L. I, n. 19. — L. II, n. 8, 11 et 19.
De 50 à 60,	10.	L. I, n. 1, 7, 8, 13, 15, 16. — L. II, p. 101 et 104, n. 6, 14.
De 60 à 70,	6.	L. I, n. 2, 10, 12 et 14. — L. II, n. 13 et 15.
De 70 à 80,	5.	L. I, n. 3 et 11. — L. II, n. 1, 2, 7.
Au-delà de 80,	2.	L. II, n. 4, 8 § 3.

Enfin parmi ces malades il en est dont l'âge n'est
pas spécifié au juste, mais qui étaient très-vieux
(Voy. let. 1re, nos 6, 18 et 20; let. 2, n° 8 § IV).

Ainsi , sur quarante-trois , trente - un avaient
plus de cinquante ans. Il faut encore ajouter que
chez la plupart de ceux de dix à quarante, l'inflammation du cerveau avait été précédée de percussion
du crâne (let. 1re, n° 9, let. 2, n° 8), d'inflammation du plexus brachial (let. 2, n° 3 § IV), d'inflammation chronique de l'arachnoïde (let. 2, nos 9,
10 et 18). Ainsi nous pouvons dire qu'en général
les individus chez lesquels la maladie s'est développée
spontanément , étaient fort âgés.

Je pense bien que les médecins qui regardent les ramollissemens du cerveau comme une dégénérescence particulière, ne manqueront pas d'en tirer cette conséquence : « Puisqu'on n'observe ces ramollissemens que chez les vieillards, c'est donc une maladie propre à la vieillesse; circonstance qui entraîne avec elle l'idée de faiblesse, d'asthénie , idée tout-à-fait opposée à celle d'inflammation. » Comme la vérité doit passer avant tout, j'ajouterai même à ce raisonnement spécieux, que dans les cas où nous avons trouvé du pus réuni en foyers, c'était chez des individus encore jeunes et robustes.

Mais nous n'avons trouvé que des ramollissemens semblables aux autres, accompagnés des mêmes symptômes chez ces malades, de 17, 23, 28 ans, dont l'affection avait été produite par cause externe, ou accompagnée d'inflammation de l'arachnoïde; et la différence des âges ne suffit pas pour détruire cette identité. D'un autre côté, la vieillesse et la faiblesse ne mettent pas à l'abri des inflammations, seulement alors elles sont moins violentes, moins rapides dans leur marche; les malades y résistent avec moins d'avantage. Mais pourquoi, à la suite de ces inflammations, trouve-t-on plutôt chez les vieillards des ramollissemens soit avec injection sanguine, soit avec infiltration de pus, et chez les jeunes gens une suppuration évidente? C'est que d'une part, les inflammations marchent moins rapidement vers la suppuration chez les vieillards, et que de l'autre, ils succombent plus promptement; et cela, parce que leur constitution est détériorée; en un mot, parce qu'ils sont vieux. Les individus jeunes, robustes, sont exposés à des inflammations plus intenses, qui marchent avec plus de rapidité, mais ils résistent avec plus d'avantage, et succombent, sinon plus tard, au moins dans une période plus avancée de la maladie : voilà pourquoi l'on trouve plus souvent chez eux du pus réuni en foyers, au milieu de la substance cérébrale ramollie, désorganisée. Cependant, lorsque l'inflammation par sa violence cause la mort dans les premiers jours, on trouve chez eux les mêmes altérations que chez ceux dont la maladie était moins aiguë, et qui ont vécu plus long-temps ; parce que c'est, dans l'un comme dans l'autre cas, une inflammation qui n'a pu arriver jusqu'à la formation d'un véritable abcès.

§ VI. Les causes prédisposantes et déterminantes des maladies sont en général très-difficiles à bien apprécier, et trop légèrement admises. Je ne m'arrêterai qu'à celles qui paraissent avoir agi d'une manière évidente. Deux de nos malades (let. 1re nos 12 et 13) avaient un anévrysme du cœur, avec épaississement du ventricule gauche, dont la cause était un obstacle à la circulation, situé au-delà de l'origine des artères carotides, condition indispensable, comme nous l'avons vu (note de la p. 44), pour que l'augmentation d'énergie du ventricule gauche puisse avoir de l'influence sur le cerveau. L'une de ces deux malades, quoique grêle, et d'une maigreur extrême, était habituellement sujette à de fortes et brusques congestions cérébrales, dont plusieurs furent assez violentes pour simuler

de véritables attaques d'apoplexie. Ce sont probablement des observations analogues, qui ont fait dire
que les individus gros, courts, pléthoriques, etc.,
n'étaient pas toujours ceux qui avaient une disposition
plus marquée aux apoplexies. On ne soupçonne
pas ordinairement pendant la vie l'existence des hy-
persarcoses, sans rétrécissement de l'orifice aor-
tique, parce qu'ils ne sont pas accompagnés des
symptômes ordinaires des anévrysmes du cœur. La
seconde malade, au contraire, était forte, pléthorique, et d'une constitution qu'on peut regarder
comme le type de celles qu'on a appelées apoplec-
tiques. La menstruation était peu abondante, et s'é-
tablissait difficilement. C'est peut-être cette difficulté
de la menstruation qui était la cause première de cet
état pléthorique habituel, et du développement
anévrysmatique de l'aorte et du cœur ; car cette
femme n'avait jamais été bien réglée, et c'était au
retour des époques menstruelles qu'elle éprouvait
les vertiges et les étourdissemens les plus forts. A la
fin, tout ce qu'elle voyait lui paraissait coloré en
rouge, elle n'osait plus se baisser dans la crainte de
tomber. Elle avait eu même une espèce d'attaque d'a-
poplexie. Aucun autre malade n'a éprouvé des symptômes précurseurs aussi prononcés, et pendant
aussi long-temps, mais aucun n'a réuni en même
temps, autant de causes prédisposantes d'affection
cérébrale. Remarquez que ces symptômes précurseurs étaient ceux des apoplexies. Vous ne devez
pas en être surpris, après les rapports que vous avez

vus exister entre les ramollissemens avec injection sanguine, et les apoplexies. (Voy. let. 1re, n° 22 § XVI et
suiv.) Au reste, ce n'est pas seulement aux congestions
cérébrales, que sont exposés les individus affectés
d'anévrysme du cœur sans rétrécissement. Ils ont
une disposition particulière aux hémorrhagies et aux
inflammations qui contrastent quelquefois singulièrement avec leur constitution grèle et décolorée ;
on est aussi surpris des heureux effet que produisent
chez eux les évacuations sanguines.

Quatre autres avaient une constitution apoplectique bien caractérisée (let. 1re, n° 16, let. 2, nos 1, 2
et 7), et ce qui est fort remarquable, ils ont éprouvé
des éblouissemens, des étourdissemens et même des
congestions assez fortes pour simuler des attaques
d'apoplexie. Chez tous, l'invasion de la maladie a
été brusque et foudroyante comme dans l'apoplexie.
D'autres étaient d'un tempérament sanguin bilieux
(let. 1re, nos 10 et 15), sanguin nerveux (let. 2,
n° 8). Le prêtre dont parle Morgagni (let. 1re, n° 19)
avait une constitution grèle, mais une figure très-ru-
biconde. Il est assez remarquable que chez les malades d'une constitution molle et lymphatique, l'inflammation du cerveau ait été précédée d'inflammation chronique de l'arachnoïde (Voy. let. 1re, n° 8;
let. 2, nos 9, 10 et 18).

Chez plusieurs, l'invasion de la maladie a été précédée de la suppression de quelque évacuation sanguine habituelle. L'un (n° 10, let. 1re) avait des
hémorroïdes qui coulèrent moins que de coutume,

et il tomba dans un état d'apoplexie, etc. La malade n° 10, let. 2, eut une suppression de règles après ses couches (Voy. aussi la malade n° 13).

Les affections morales tristes, paraissent avoir une grande influence sur le développement des affections cérébrales. La femme Vailbian, n° 8, let. 1re, après avoir essuyé beaucoup de chagrins domestiques, perdit son mari, etc., et eut d'abord une inflammation chronique de l'arachnoïde. La malade du n° 19, let. 2, se trouva absolument dans les mêmes circonstances. Les trois jeunes filles dont nous avons parlé (let. 2, n°s 9, 10 et 17), ont éprouvé les anxiétés inséparables d'une grossesse illicite. Les deux premières ont eu aussi une inflammation chronique de l'arachnoïde. Le malade, n° 19, let. 1re, quoique joyeux en apparence, était tourmenté par des chagrins qu'il dissimulait. Je suis convaincu que les affections morales sont bien plus souvent qu'on ne pense la cause des maladies cérébrales ; mais une foule de circonstances s'opposent à ce que nous connaissions toute la vérité.

Plusieurs de nos malades faisaient un usage immodéré des boissons fermentées (let. 2, n° 7, et n° 14).

Nous ne connaîtrons non plus jamais au juste quelle est l'influence de cette habitude pernicieuse sur la production des affections cérébrales, parce que les individus qui abusent des liqueurs fortes, les femmes principalement, cherchent à dissimuler cette funeste passion.

Vous voyez que le nombre des cas dans lesquels nous avons pu reconnaître d'une manière évidente l'influence de causes prédisposantes, est fort restreint, et que ces causes sont précisément les mêmes que celles des apoplexies ou des inflammations en général.

Quant aux causes déterminantes, après l'action directe des agens extérieurs sur le crâne, et par suite sur le cerveau, il n'y en a peut-être pas de plus manifeste que la congestion cérébrale, produite par les efforts de vomissemens : mais nous y reviendrons en parlant du traitement. Nous savions que l'affection des nerfs avait une grande influence sur le cerveau ; mais aucune observation n'a mis je crois cette vérité aussi bien en évidence que l'observation n° 3, § IV, dans laquelle l'inflammation d'une partie du plexus brachial *droit* a été suivie d'inflammation et de suppuration de la partie postérieure de l'hémisphère *gauche* du cerveau. Ce fait n'est pas moins intéressant pour la physiologie que pour la pathologie.

§ VII. On peut bien en théorie envisager les maladies dans leur état de simplicité, les étudier isolément ; mais dans la pratique, rien n'est plus difficile à rencontrer qu'une maladie exempte de toute complication. Aussi, parmi les observations *recueillies avec soin* que vous avez lues, en est-il très-peu dans lesquelles l'affection du cerveau n'ait été accompagnée de quelque autre plus ou moins grave. De-là, des symptômes particuliers, qu'il est important de ne pas attribuer à l'affection cérébrale. Lorsque deux ou plusieurs maladies existent en même temps, il n'en résulte pas seulement un mélange des symptômes propres à chacune ; mais l'influence qu'elles exercent réciproquement l'une sur l'autre, change quelquefois leur physionomie, au point de les rendre méconnaissables. Cherchons donc à distinguer parmi les symptômes observés ceux qui dépendent de l'inflammation du cerveau, de ceux qui étaient produits par quelque complication. Etudions l'influence des affections de cet organe sur celles des autres viscères.

§ VIII. La respiration ne paraît pas sensiblement affectée par les maladies du cerveau. Vous avez vu qu'elle était ordinairement calme, souvent lente et toujours régulière. Dans beaucoup d'observations, il n'en est pas question. Mais vous avez dû remarquer aussi que dans le plus grand nombre des cas, la veille ou le jour de la mort, la respiration, jusqu'alors libre, s'est embarrassée, est devenue pénible, précipitée, enfin stertoreuse. C'est ce dont vous pourrez vous convaincre en parcourant les observations de la lettre prem., nᵒˢ 2, 4, 6, 8, 9, 10, 13, 14, celles de la lettre 2, nᵒˢ 2, 7, 9, 10, 18, et l'observation B., pag. 104. Dans les autres, la respiration paraît avoir été facile jusqu'à la fin.

La malade du nᵒ 11, let. 1ʳᵉ, éprouvait à la vérité par accès une grande difficulté dans l'inspiration, avec menace de suffocation ; mais cette espèce de strangulation commençait et cessait avec les contractions convulsives des muscles de la face et du cou. Il est évident par conséquent qu'elle était due à un état analogue des muscles du larynx.

La malade du n° 8, let. 1ʳᵉ, avait la respiration difficile; mais comme la poitrine n'a pas été ouverte, nous ne savons pas si la plèvre et le poumon étaient sains.

Il est clair d'après cela que les inflammations du cerveau n'influent pas, au moins d'une manière prompte, sur les mouvemens de la respiration, même dans les cas où les deux côtés du corps sont paralysés. Nous aurons occasion de faire la même observation en parlant des apoplexies. J'en ai déjà fait mention dans ma thèse en examinant les fonctions des différentes parties du système nerveux (Observ. pathol. propre à éclairer quelques points de physiologie). Si les muscles de la respiration ne participent pas au moins pendant fort long-temps à la paralysie de ceux des membres, c'est certainement parce qu'ils ne reçoivent pas tous leurs nerfs de la moëlle épinière. En effet, chaque nerf intercostal reçoit directement un ou plusieurs rameaux nerveux des ganglions dorsaux du grand sympathique ; et le diaphragme reçoit du plexus coronaire des rameaux qui accompagnent les artères diaphragmatiques. C'est aussi parce que les muscles de la respiration reçoivent une partie de leurs nerfs du système nerveux des ganglions, qu'ils sont en partie soustraits à l'empire de la volonté.

En supposant que vous n'admettiez pas cette explication anatomique, le fait est incontestable ; et puisque vous avez vu, par la longue série d'observations auxquelles je vous ai renvoyé, que la respiration n'a commencé à s'embarrasser que la veille ou le jour de la mort, vous devez en conclure que ce symptôme est un des plus fâcheux qu'on puisse observer dans les affections cérébrales, et qu'il annonce une mort prochaine.

§ IX. La circulation ne paraît pas non plus sensiblement influencée par l'inflammation du cerveau. Les altérations du pouls que nous avons remarquées dans beaucoup de cas, dépendaient de quelque autre cause, comme il est facile de le démontrer.

La malade du n° 8, let. 1re, avait le pouls irrégulier, intermittent, après trois pulsations, mais la respiration était extrêmement difficile, de-là l'embarras de la circulation. Anne Benoist, let. 1re, n° 13, avait le pouls *très-faible*, et d'une irrégularité inexprimable. Les battemens du cœur étaient aussi irréguliers, mais d'une étendue et d'une énergie qui contrastait avec l'extrême faiblesse du pouls. Elle avait un anévrysme du cœur et de l'aorte, avec rétrécissement de l'origine des artères sous-clavières. Chez tous les autres malades, excepté celui du n° 6, let. 2, le trouble de la circulation était un symptôme fébrile, et chez celui-là c'était le cervelet qui était affecté. Ici se présente une question assez importante : dans les cas assez rares où les malades ont eu de la fièvre, était-elle produite par l'affection du cerveau, par celle de quelque autre organe, ou bien était-elle essentielle ?

La rareté de la fièvre dans les observations que nous avons rapportées, peut déjà vous faire présumer qu'elle était indépendante de la maladie du cerveau. Mais cela ne suffit pas, il faut examiner les différens cas dans lesquels on l'a observée.

La malade du n° 12, let. 1re, est entrée à l'hôpital sans fièvre : après l'administration de deux émétiques, d'un purgatif et des toniques sous toutes les formes, le pouls devient *fréquent, concentré, la langue rouge, la peau brûlante,* etc ; à l'ouverture du corps, *estomac fort rétréci, plissé sur lui-même, très-rouge..... même altération des intestins grêles.*

La femme Mouton (let. 1re, n° 7) avait le pouls *petit, faible, assez fréquent, variable d'un instant à l'autre.* A l'ouverture du corps, *estomac d'un rouge noirâtre, dans les deux tiers de son étendue du côté du pylore, plissé sur lui-même et granuleux à sa surface muqueuse.*

Madame Chabrol (obs. A, p. 101), ayant eu l'imprudence de manger après avoir pris des pilules purgatives, éprouva des vomissemens suivis de l'exaspération des symptômes cérébraux, et ce qui est très-remarquable, *pour la première fois, le pouls devint fréquent.* Cependant le ventre était *souple et indolent.* Autop. cadav. : *membrane muqueuse de l'estomac couverte de larges plaques ecchymosées, d'un rouge vif surtout vers l'orifice œsophagien.*

La malade du n° 9 , let. 2ᵉ, avait tous les soirs une exacerbation fébrile. Après la mort, nous avons trouvé , outre une péritonite chronique , une inflammation légère de l'estomac et des ulcérations dans les intestins grêles.

La malade du n° 19 , let. 2ᵉ , avait le pouls très-irrégulier, l'abdomen sensible à la pression, la langue sèche , etc., et une inflammation de la membrane muqueuse gastro-intestinale. La femme Berthur, (let. 1ʳᵉ , n° 14), qui succomba avec tous les symptômes d'une fièvre adynamique, a présenté de même des traces d'une inflammation de la membrane muqueuse gastro - intestinale. Chez Jacoba Zanardi (let. 1ʳᵉ, n° 1) *à la paralysie se joignit*, dit Morgagni, *une grande fièvre*, dont il ne décrit pas les symptômes. La vessie était distendue par de l'urine ; sa face interne était parsemée de points rouges comme du sang. La membrane muqueuse de l'urètre était très - injectée, surtout vers l'orifice postérieur où ses vaisseaux étaient si distendus qu'elle était noirâtre, en sorte qu'il était facile de voir que ces parties avaient non-seulement été enflammées , mais encore sur le point de tomber en gangrène, *ut facilè intelligeres ea loca non modo inflammata sed gangrænæ jàm proxima.* (Morgagni, epist. 6, n° 5.)

M. Dan de la Vauterie, dans l'observation n° 2, let. 1ʳᵉ , parle de symptômes de *fièvre ataxique;* mais il ne veut certainement pas indiquer un état fébrile , puisqu'il ajoute que le pouls était *naturel.*

Le même auteur, dans l'observation n° 10,

let. 1ʳᵉ ; le docteur Abercrombie, dans celle du n° 5 de la même lettre ; Jean Bauhin, n° 1, § V, let. 2, et Phil. Salmuth, n° 4. § IV, parlent aussi de fièvre, mais sans en décrire les symptômes; et ce qu'il y a de plus fâcheux, ils n'ont examiné que le cerveau. Que peut-on conclure de ces quatre observations dans lesquelles les symptômes n'ont pas été décrits, les médicamens indiqués, et où les organes thoraciques et abdominaux n'ont pas été examinés? Absolument rien. Morgagni l'a dit, *observationes non numerandæ sunt sed perpendendæ.* Les faits tronqués sont rarement de quelque utilité : ils peuvent être fort nuisibles ; c'est en eux que s'enracinent toutes les vieilles erreurs. Lorsqu'ils sont en opposition avec un grand nombre d'autres qui ont été décrits avec une attention scrupuleuse par des observateurs différens, on peut, sans être accusé de prévention, n'en pas tenir compte. Je crois donc que malgré ces quatre observations, vous pouvez admettre que les inflammations du cerveau n'ont pas d'influence directe sur la circulation ; que la fièvre, quand il en existe, est indépendante de l'affection cérébrale. Dans les observations dont je viens de vous citer textuellement les passages, elle était évidemment due à l'inflammation de la membrane muqueuse, de l'estomac, des intestins ou de la vessie.

§ X. C'est ici le lieu d'examiner quelle est l'influence des affections cérébrales sur le développement des symptômes des maladies qui peuvent exister simultanément.

Il ne paraît pas que la malade de Morgagni ait

offert le moindre symptôme qui ait pu faire soupçonner l'inflammation violente de la vessie et
de l'urètre. Celle de M. Cruveilhier (pag. 101)
avait le ventre souple et indolent , quoique l'estomac
fût très-enflammé. Dans les observations n°ˢ 7 , 12
et 14, let. 1ʳᵉ, n°ˢ 9 et 19, let. 2, il n'est pas question
de sensibilité du ventre , quoiqu'il existât une inflammation à la membrane muqueuse gastro-intestinale. Les malades n°ˢ 9 et 10, let. 2 , quoique affectées de péritonite chronique, avaient l'abdomen à
peine sensible; celle du n° 18 , let. 2 , qui avait une
pleurésie chronique , a vu cesser ses douleurs dès le
moment que l'inflammation de l'arachnoïde est devenue très-intense; celle du n° 11 , let. 2 , avait
une double pleuro-pneumonie qui n'a été apparente
par aucun symptôme extérieur ; enfin celle du n° 19 ,
let. 2 , avait une gastrite : l'abdomen était tantôt indolent, tantôt douloureux; et les symptômes cérébraux n'ont pas offert moins d'inconstance. A cette
occasion, je vous ai dit que cette différence dans la
sensibilité de l'abdomen avait tenu à l'état du cerveau , dans le moment où l'on examinait la malade ;
et cette assertion est confirmée par les faits que je
viens de vous rappeler. Ils vous prouvent que toutes
les fois que les fonctions du cerveau sont troublées,
et qu'il existe en même temps une inflammation
dans un autre organe , la douleur produite par cette
inflammation diminue et même disparaît entièrement. Hippocrate avait déjà fait cette observation ;
car il dit quelque part , lorsqu'un individu souffre

et ne se plaint pas, le cerveau est malade, *mens
ægrotat*. Ce grand homme avait aussi remarqué que
lorsqu'un travail s'opère en même temps dans deux
organes différens, le plus énergique affaiblit l'autre, et
il a exprimé cette vérité de la manière la plus exacte
dans l'aphorisme 46, l. 2, qu'on a traduit par
duobus doloribus simul obortis, etc. Je crois
avoir démontré (thèse citée) que cette traduction
altérait la pensée d'Hippocrate; et je suis confirmé
dans cette opinion par les faits relatifs aux affections
du cerveau. Ce n'est pas parce que la douleur de tête
est plus forte, que celles du ventre, de la poitrine, etc.,
disparaissent, car souvent il n'existe pas de céphalalgie.
Ce n'est pas non plus, parce que l'inflammation est
plus forte, puisqu'un épanchement séreux ou sanguin peut produire le même effet : c'est parce que
la douleur étant le résultat d'une sensation perçue
par le cerveau, tout ce qui peut altérer ses fonctions
fait disparaître ce symptôme de l'inflammation.
Mais si elle est grave, elle n'est point entravée dans
son développement par l'affection cérébrale ; tous les
autres phénomènes persistent parce qu'ils ne sont pas,
comme la sensibilité, sous l'empire du cerveau : la
maladie parcourt ses périodes d'une manière d'autant
plus dangereuse, qu'elle est plus difficile à reconnaître,
et produit la mort qu'on attribue à l'affection du cerveau qui n'est qu'accessoire. Si l'on fait l'ouverture du
corps avec quelque attention, on est surpris de trouver si peu de rapports entre les symptômes observés
pendant la vie, et les altérations morbides; et ce mé-

compte jette de la défaveur sur la médecine et sur l'anatomie pathologique en particulier. Il est donc de la
plus grande importance, toutes les fois qu'on observe
quelque symptôme qui indique une altération
dans les fonctions du cerveau , de ne pas s'en laisser
imposer par l'absence de la douleur. Il faut alors interroger avec d'autant plus d'attention les autres phénomènes, qu'étant indépendans de la sensibilité
et de la volonté, ils ne varient pas. Ainsi , dans
une pleurésie, une pneumonie, le malade peut ne
pas éprouver de douleur dans la poitrine ; mais la
respiration est plus ou moins gênée; la percussion et
l'auscultation médiate produisent toujours les mêmes
phénomènes dans les mêmes circonstances. Ainsi,
quoiqu'un malade ait l'abdomen souple , et ne manifeste aucune douleur, quand on comprime les
régions épigastrique, ombilicale, iliaques droite et
gauche, si la peau est brûlante et sèche , si la langue
est rouge, le pouls fréquent, etc., vous reconnaîtrez,
malgré l'absence de la sensibilité et de la contraction
des parois abdominales , une inflammation de la
membrane muqueuse gastro-intestinale ; si à ces
symptômes se joint du dévoiement, vous jugerez
que l'inflammation a son siége vers la valvule iléocœcale ou dans le gros intestin. Ces symptômes
propres sont d'autant plus précieux, que par une
sorte de compensation assez bizarre, si les altérations
du cerveau masquent pour ainsi dire certaines inflammations de l'estomac en faisant disparaître la
douleur ; il arrive très-souvent aussi que certaines

affections cérébrales produisent sympathiquement
des nausées, des vomissemens opiniâtres qu'on pourrait regarder comme des symptômes d'une inflammation de l'estomac; mais alors la peau est fraîche,
la langue blanche et humide, le pouls naturel, circonstance que j'ai eu soin de vous faire remarquer
chez la femme Léger (let. 2, n° 18); aussi après
la mort, nous n'avons trouvé aucune rougeur dans
l'estomac et les intestins, aucune altération du péritoine. Ces considérations, sur la perception de la
douleur, s'appliquent à toutes les inflammations
compliquées d'affection cérébrale, ainsi que vous
l'avez vu par les observations précédentes.

C'est encore à la diminution de la sensibilité qu'il faut
attribuer la distension de la vessie, et l'inflammation
de sa membrane muqueuse qu'on observe si fré-
quemment dans les maladies du cerveau, et de ses
membranes qui sont accompagnées de stupeur, de
somnolence, etc. Le malade ne fait aucun effort
pour expulser l'urine contenue dans sa vessie,
parce qu'il ne perçoit pas l'impression qu'elle fait
sur la membrane muqueuse : elle s'y accumule par
conséquent, et distend ses parois tant qu'elles peuvent
prêter; alors la résistance que l'urine éprouve de leur
part étant plus grande que celle que lui présente le
col de la vessie et l'urètre, à mesure qu'il en arrive dans la vessie une nouvelle quantité, elle s'écoule
au dehors, dans la même proportion et avec la même
vitesse qu'elle est apportée par les uretères, c'est-à-
dire goutte à goutte. Comme les malades sont habi-

tuellement mouillés par l'urine, on soupçonne plutôt une incontinence produite par la paralysie des
sphincters, que l'espèce de rétention dont nous
parlons; il résulte de ce séjour prolongé d'une grande
quantité d'urine dans la vessie, qu'une partie est
absorbée, comme le prouve l'odeur urineuse qu'ac-
quiert souvent la transpiration ; elle s'y décom-
pose en partie comme le démontre son odeur
fétide, et la prompte altération des sondes d'argent
qu'on retire de la vessie violacées, noirâtres, en un
mot combinées avec l'hydrogène sulfuré. Après la
mort, on trouve la membrane muqueuse de la vessie
injectée couverte de plaques ou de points comme sanguinolens : souvent le fond de la vessie est plein de
mucosités purulentes. La fréquence de ces inflammations, les circonstances qui les accompagnent,
ne me permettent pas de croire qu'elles soient purement accidentelles ; il est infiniment probable
qu'elles sont dues à l'impression prolongée d'une
urine déjà en partie décomposée (Voy. l'Obs. n° 1,
let. 1re). De quelque manière que vous expliquiez
cette coïncidence remarquable, il est bien certain
que cette rétention d'urine agrave singulièrement la
maladie par l'absorption qui s'opère, et que l'inflammation de la vessie n'est pas un accident moins
fàcheux. Il ne faut donc jamais négliger dans les
affections cérébrales d'explorer l'hypogastre, pour
s'assurer si la vessie n'est pas distendue, surtout dans
les cas où l'on prétend que le malade a une incontinence d'urine. C'est probablement à cette com-

plication qu'était due l'odeur de souris qu'exhalaient les malades des n°ˢ 6 et 14, let. 1ʳᵉ; je suis d'autant plus porté à le croire, que j'ai remarqué la même odeur chez plusieurs malades affectés de maladie des voies urinaires.

C'est encore au défaut de perception des sensations qu'il faut attribuer la difficulté des vomissemens, toutes les fois que le cerveau est gravement affecté, comme dans les apoplexies et les *ramollissemens*. En effet, le vomissement n'est pas un acte entièrement involontaire, l'estomac a besoin d'être aidé, dans ses efforts, par le diaphragme et les muscles abdominaux. Leur action doit être simultanée, et pour cela, il faut l'influence du cerveau. Mais comme l'émétique, lorsqu'il n'est pas vomi, produit, par son séjour dans l'estomac, une inflammation de la membrane muqueuse, il s'ensuit que dans ce cas l'affection du cerveau influe indirectement sur le développement de l'inflammation, ainsi que nous le verrons bientôt. Il est probable que la constipation opiniâtre que nous avons observée chez plusieurs malades, dépendait aussi en partie de l'état du cerveau, car la défécation exige aussi le concours de la volonté.

§ XI. Les symptômes précurseurs des ramollissemens du cerveau seraient d'autant plus importans à connaître, que la maladie, arrivée à un certain degré, est presque toujours mortelle. Mais ils sont fort obscurs, comme tous les *prodromes* des maladies. Voyons toutefois ce que les faits nous apprennent à cet égard. Beaucoup d'observations manquent de renseignemens sur les circonstances qui ont précédé l'invasion de la maladie. Dans d'autres, il paraît qu'elle a été subite (voy. let. 1re, n° 6, et 14, let. 2, n° 1, § IV et V, et n° 6). Il est possible cependant que les malades ayent éprouvé quelques avant-coureurs dont ils n'ont pas tenu compte. Beaucoup ont éprouvé pendant long-temps des congestions cérébrales, brusques, fortes et fréquentes, accompagnées d'étourdissemens (let. 1re, n° 16, let. 2 n° 7), d'obscurcissement de la vue, de faiblesse, d'engourdissement d'un côté du corps (let. 1re, n° 12) , de tintemens d'oreille, de pesanteurs de tête avec embarras dans la parole, fourmille-mens dans les membres (let. 2, n°s 7, 11 et 12), d'illusions d'optique avec coloration des objets en rouge (let. 1re, n° 13). Chez plusieurs, ces congestions cérébrales ont même été si fortes qu'on a pensé qu'ils avaient eu de véritables attaques d'apoplexie (let. 1re, n°s 12 et 13, let. 2, n° 7). Il est digne de remarque que les malades qui ont éprouvé les congestions cérébrales les plus fortes et les plus fré-quentes, étaient précisément ceux qui avaient un anévrysme du cœur, ensuite ceux qui avaient une constitution apoplectique bien caractérisée, et qu'en-fin les autres avaient un tempérament sanguin, sanguin-bilieux, ou sanguin-nerveux. Chez plusieurs malades, l'invasion de la maladie a été précédée d'une altération remarquable dans les fonctions intellectuelles. Les uns , quoique très-âgés, étaient devenus impatiens , inquiets , moroses , irascibles (let. 1re, nos 4 et 19). Marchetti (let. 2, n° 4) était tombé dans une mélancolie ombrageuse. La malade du n° 9, let. 2, avait le moral très‑exalté. Le maître vidangeur dont parle Morgagni (let. 2, n° 14.), a éprouvé tout‑à‑coup une terreur panique, les illusions d'optique les plus singulières, puis immédiatement après des convulsions, etc.

Plusieurs de nos malades ont éprouvé, peu de temps avant l'invasion de la maladie , des douleurs de tête , tantôt vagues (let. 1re, n° 17), tantôt fixes, gravatives et accompagnées de vertiges (let. 1re, n° 10) ; tantôt violentes accompagnées de convulsions et d'une grande sensibilité de la rétine (let. 1re, n° 5), ou bien de faiblesse et de douleurs dans les membres (let. 1re, n° 9). D'autres ont éprouvé pendant un an , deux ans , et même trente ans, des migraines , des douleurs fixes ou vagues, continues ou intermit‑ tentes , avec somnolence , stupeur , etc. Mais chez ces derniers malades , nous avons trouvé une inflammation chronique de l'arachnoïde (let. 1re, n° 8 , let. 2 , pag. 101, nos 10 et 15), ou une ulcération de la dure‑mère (let. 2 , n° 5) , qui expliquent parfaitement l'ancienneté et la persévé‑ rance de la céphalalgie. Il ne faut donc pas confondre la céphalalgie qui débute tout‑à‑coup , précède de peu de temps l'invasion de la maladie du cerveau , qui même est déjà accompagnée de quelques‑uns des symptômes qui lui sont propres, comme l'engourdissement ou la douleur des membres ; avec celle qui se développe lentement, disparaît pour revenir ensuite, et dure pendant des années. Cette dernière dépend de quelque affection chronique du cerveau, ou, ce qui est plus commun, de l'arachnoïde. Sans cette distinction, on attribuerait ces symptômes au *ramollissement* du cerveau, qu'on regarderait alors comme une maladie chronique. Malheureusement, on n'a pas encore étudié convenablement les inflammations chroniques de l'arachnoïde. On n'a pas fait assez d'attention aux altérations de cette membrane. Elles sont peut-être aussi peu connues que les ramollissemens du cerveau. Plusieurs de nos malades ont éprouvé pendant plus ou moins de temps des symptômes épileptiques, des mouvemens convulsifs, de l'embarras dans la parole, un affaiblissement de la vue, des engourdissemens, des fourmillemens, de la douleur dans les membres. Mais ces symptômes doivent être rapprochés de ceux qui caractérisent la maladie.

Vous voyez qu'on peut réduire les symptômes précurseurs des inflammations du cerveau, aux congestions cérébrales plus ou moins fortes, plus ou moins fréquentes, à une exaltation des facultés intellectuelles, et à la céphalalgie, qui toutes annoncent une fluxion plus active de sang vers le cerveau. Ces symptômes peuvent, à la vérité, précéder une apoplexie ou une inflammation de l'arachnoïde. Mais l'erreur est ici sans conséquence, puisque l'indication à remplir est la même.

§ XII. Les symptômes d'inflammation du cerveau, que nous avons observés, peuvent tous être rapportés à deux états opposés ; celui de spasme ou d'irritation, et celui de paralysie ou d'affaissement. Nous allons les examiner successivement, pour voir en quoi ceux de l'inflammation du cerveau ressemblent à ceux de l'apoplexie et de l'inflammation de l'arachnoïde, en quoi ils en diffèrent.

La céphalalgie est, comme nous l'avons vu, un des symptômes précurseurs les plus constans. Elle persiste encore pendant la première période de la maladie ; mais elle semble diminuer et disparaître même entièrement à mesure que les malades tombent dans l'assoupissement, perdent connaissance, etc., et par la même raison, c'est-à-dire, parce que l'altération du cerveau ne lui permet plus de continuer ses fonctions, et, par conséquent, de percevoir les sensations, ou parce que le malade ne peut les manifester au dehors. C'est ce dont vous pourrez vous convaincre, en parcourant les observations de la lettre première, nos 5, 8, 9, 10, 17, 18 et 19 ; et de la seconde, p. 101, nos 5 et 15.

Vous concevrez aussi pourquoi les individus affectés d'inflammation chronique de l'arachnoïde ou d'ulcérations de la dure-mère, ont éprouvé, pendant si long-temps, des douleurs de tête si violentes ; pourquoi ils ont cessé de s'en plaindre, dès

le moment où le cerveau a été gravement compro-
mis. C'est, sans doute, aussi pour la même raison
que, dans un assez grand nombre d'observations,
il n'est pas question de céphalalgie, les malades
n'ayant pu être observés qu'à une époque déjà assez
avancée de la maladie. Vous remarquerez aussi que,
quand la maladie a marché d'une manière intermittente, ce n'était que dans les momens de rémission que la céphalalgie était manifeste.

Ainsi, par exemple, la malade du n° 6, let. 1re,
« ordinairement assoupie, semblait cependant se réveiller de temps en temps ; alors elle poussait quelques
cris, recouvrait la connaissance, tirait sa langue, etc.;
interrogée sur l'endroit où elle souffrait, elle cher-
chait à porter la main *droite* au côté *droit* de la tête. »
C'était donc seulement dans les momens lucides
qu'elle percevait et manifestait la douleur. La malade du n° 7, let. 2, a éprouvé des accès de céphalalgie qui ont été aussi variables que les autres
symptômes. Du douzième au dix-huitième jour, elle
parut guérie ; « cependant elle se plaignait toujours
de vives douleurs vers les tempes ; » le dix-septième,
augmentation de la céphalalgie ; le dix-huitième,
coma profond, et depuis lors, plus de céphalalgie.
L'observation du n° 14, let. 2, est encore plus remarquable : le malade avait perdu la parole et conservé l'intelligence ; il indiquait du geste une violente douleur de tête, et la maladie était bornée à la
voûte à trois piliers, et à la moëlle allongée. Vous
voyez qu'il en est de la céphalalgie comme de la

douleur dans les complications de pleurésie, pneumonie, péritonite, gastro-entérite, cystite, etc., dont
nous avons parlé. Pour qu'elle se manifeste, il faut
qu'elle puisse être perçue, et que le malade puisse
exprimer les sensations qu'il éprouve. Cependant
quelquefois, quoiqu'il semble plongé dans un état
de somnolence, il porte habituellement la main qui
est libre vers la tête, et ordinairement vers le côté
de la tête qui correspond au côté du corps non paralysé. (*Voy.* l'et. 1re n° 12.) Cela est d'autant plus
important à noter, que la maladie occupant le
côté du cerveau opposé à la paralysie, correspond
par conséquent au côté sain du corps. Mais à
mesure que l'altération du cerveau fait des progrès,
les signes de douleur disparaissent. La céphalalgie
n'est donc pas un signe aussi fâcheux que la stupeur,
le coma, la perte de l'intelligence, etc. Cependant,
quelle que soit l'amélioration des autres symptômes,
tant qu'elle persiste, le médecin doit être sur ses
gardes; parce qu'après une rémission de presque
tous les symptômes, il n'est pas rare de voir le
malade mourir tout-à-coup.

Autant la céphalalgie est fréquente dans les inflammations du cerveau (elle le paraîtrait encore davantage si nous pouvions toujours observer la maladie
dès son début), autant elle est rare dans les apoplexies;
et cela est tout simple : au moment où le sang s'épanche
dans la substance cérébrale, il la désorganise, la comprime, et la prive de toutes ses fonctions, pour peu
que l'épanchement soit considérable; au lieu que

dans l'inflammation, l'altération du cerveau s'opère d'une manière lente et graduée. La désorganisation n'est jamais instantanée comme dans l'apoplexie. C'est donc un signe qui peut aider à distinguer les hémorrhagies des inflammations du cerveau.

§ XIII. Les fonctions intellectuelles sont ordinairement troublées dans les inflammations du cerveau. En parlant des symptômes précurseurs, je vous ai cité plusieurs observations, dans lesquelles les malades avaient montré pendant quelque temps de l'exaltation dans les idées, de l'irascibilité. Mais ces symptômes ont disparu dès que les mouvemens convulsifs et la paralysie se sont montrés. Vous avez dû remarquer aussi que dans un si grand nombre d'observations, il est à peine question de délire. La malade du n° 10, let 2, a bien éprouvé un délire sourd ; mais vous remarquerez qu'elle avait une inflammation chronique de l'arachnoïde , passée à l'état aigu, que les symptômes de ramollissemens ne se sont montrés que dans les derniers jours , et qu'enfin c'était la protubérance annulaire qui était malade. Dans les observations n° 1, § IV, et n° 5 de la let. 2, il est question de phrénésie , mais chez le premier il existait une suppuration de l'arachnoïde, *ei inventa est meninx purulenta* ; et chez le second, une ulcération de la dure-mère. Dans les autres observations, les fonctions intellectuelles étaient plutôt diminuées ou anéanties qu'exaltées. On regarde généralement le délire comme un symptôme des inflammations du cerveau : son absence pourrait vous faire douter de la nature inflammatoire des ramollissemens. Mais c'est au contraire une raison de plus pour adopter cette opinion , car on s'est complètement trompé à cet égard ; il me sera facile de vous prouver jusqu'à l'évidence qu'on n'observe *jamais* le délire dans les inflammations du cerveau, exemptes de complication, que ce symptôme appartient *spécialement* aux inflammations de l'arachnoïde , qu'on a été induit en erreur par les cas très-nombreux dans lesquels l'affection de l'arachnoïde avait précédé celle du cerveau. Je conviens qu'il semblait naturel d'attribuer le délire à l'inflammation du cerveau plutôt qu'à celle de l'arachnoïde ; mais je le répète , on n'était pas moins dans l'erreur. Ne croyez pas pour cela que je fasse de l'arachnoïde le siége du délire ; tout symptôme est l'altération d'une fonction , et ne peut être produit que par l'organe qui exécute cette fonction : mais je vous ai déjà dit que les affections de l'arachnoïde influaient sur les fonctions du cerveau, de la même manière que les affections de la plèvre influent sur les fonctions du poumon. Il est impossible que l'arachnoïde soit enflammée , sans que la surface du cerveau, qui est en contact avec elle, en soit affectée ; mais son tissu n'en étant point altéré, il résulte seulement de ce voisinage une exaltation dans ses fonctions. Quand au contraire l'inflammation a son siége dans la substance même du cerveau, la congestion est trop violente , son tissu en est trop promptement altéré pour qu'il puisse continuer ses

fonctions. Il y a paralysie des fonctions intellectuelles, comme paralysie des mouvemens volontaires, et ces deux symptômes se suivent d'une manière régulière, sauf quelques exceptions, dont la
cause est palpable, comme vous allez le voir. Ceci
vous explique pourquoi les recherches d'anatomie
pathologique, faites sur les cerveaux des aliénés,
ont été jusqu'à présent si peu fructueuses ; pourquoi ceux, en général, chez lesquels on a trouvé
des altérations de cet organe, étaient morts dans
un état de démence, de stupidité. Je ne puis trop
le répéter jusqu'à présent, on n'a pas attaché
assez d'importance aux altérations de l'arachnoïde.
On n'a pas assez tenu compte de son épaississement,
de son opacité, des granulations développées à sa
surface (1).

Chez presque tous les malades dont je vous ai
rapporté les observations, lorsque les membres
étaient complètement paralysés, les fonctions intellectuelles étaient comme engourdies ; les réponses
lentes, tardives, embarrassées, souvent contradictoires ; la mémoire était chancelante ou entièrement abolie ; la figure avait perdu toute expression, et portait l'empreinte de la stupeur.

Je vous ai dit que l'intelligence s'affaiblissait dans

(1) M. le professeur Royer Collard, médecin à l'hospice de
Charenton, m'a confirmé dans cette opinion, en m'apprenant, il
y a quelques jours, que chez presque tous les aliénés qu'il avait
ouverts depuis plusieurs années, il avait remarqué ces mêmes
altérations de l'arachnoïde.

la même proportion que la paralysie des membres augmentait. Voici les exceptions. Le malade du n° 6, let. 2, après une espèce d'attaque d'apoplexie, recouvra presque aussitôt sa connaissance, et la conserva pleine et entière jusqu'à la fin. La maladie avait son siége dans le cervelet. Il est fâcheux que, dans l'observation précédente (n° 5), où la maladie était également bornée au cervelet, Paaw ne parle pas de l'état des fonctions intellectuelles. Le malade du n° 11, let. 2, avait une paralysie des deux moitiés du corps, et cependant il sentait bien sa position, puisqu'il témoignait du *désespoir*; il n'a perdu connaissance qu'à l'agonie. Le ramollissement occupait la protubérance cérébrale. Dans l'observation qui précède, la maladie occupait le même siége ; mais il existait en même temps une inflammation chronique de l'arachnoïde avec épanchement. Dans la suivante, il n'est pas fait mention des fonctions intellectuelles. Le malade du n° 14, let. 2, perdit la parole, mais conserva l'intelligence jusqu'à la fin de la maladie. La voûte à trois piliers, les cuisses, et le corps de la moëlle allongée, étaient seuls ramollis. Ainsi, dans ces trois observations, l'altération avait son siége hors des hémisphères du cerveau. En résumé, nous n'avons observé d'exaltation dans les fonctions intellectuelles qu'avant le début de la paralysie. Dans les observations où il est question de délire, de phrénésie, la maladie a commencé par une inflammation de l'arachnoïde; la paralysie de l'intelligence a suivi la même progression que celle des membres, excepté dans trois cas où la maladie n'affectait pas les hémisphères du cerveau.

§ XIV. Les symptômes, qui dépendent de la lésion des fonctions du système musculaire, se présentent aussi sous deux aspects tout-à-fait opposés, avec augmentation ou diminution d'action, avec des phénomènes d'irritation ou de prostration. Nous avons observé ces deux ordres de symptômes dans toutes leurs nuances, depuis les soubresauts des tendons jusqu'aux contractions convulsives, comme tétaniques ; depuis l'engourdissement des membres jusqu'à la résolution la plus complète. Les premiers existent également dans les inflammations de l'arachnoïde ; les seconds appartiennent aussi aux apoplexies : voyons cependant si, dans leur marche et leur association, nous ne trouverons pas des caractères propres à faire distinguer les inflammations du cerveau de ces deux maladies.

Trois de nos malades éprouvèrent, avant la manifestation de la paralysie, des symptômes d'épilepsie, et tous les trois avaient une affection de l'arachnoïde. Le premier, l. 2, n° 3, éprouva les symptômes les plus violens : ils durèrent pendant près de trois jours, sans la moindre interruption, et finirent par des soubresauts dans les tendons : c'est aussi celui chez lequel l'inflammation de l'arachnoïde était plus intense. Marchetti (l. 2, n° 4) eut deux accès très-rapprochés, mais qui durèrent peu, et furent suivis d'un calme de 5 jours ; vous avez vu que l'inflammation de l'arachnoïde était moins intense que dans le cas précédent. Enfin, Marie Lucas (l. 2, n° 8) conserva, après sa chute, une disposition aux accès d'épilepsie ; l'arachnoïde était seulement adhérente à la dure-mère et au cerveau, dans une étendue peu considérable. L'altération de l'arachnoïde, dans ces trois cas, annonçait une date ancienne, ainsi que je vous l'ai fait remarquer ; c'est donc à elle qu'il faut attribuer les symptômes épileptiques qui ont précédé ceux de ramollissemens, et ils ont été continus ou intermittens, à des époques plus ou moins rapprochées, suivant le degré d'intensité de l'inflammation. Le malade de Jean Bauhin (l. 2, n° 1, § V) eut aussi des convulsions, des accès d'épilepsie et une inflammation de l'arachnoïde ; mais l'observation manque de détails ; celle de Morgagni, l. 1ʳᵉ, n° 21, est encore plus incomplète.

Vailbain, n° 8, l. 1ʳᵉ, éprouva, pendant quelque temps de légers mouvemens convulsifs dans *les bras*, des soubresauts dans les tendons, puis une paralysie du côté droit ; et nous avons trouvé une double arachnitis chronique et un ramollissement à gauche. La malade du n° 12, l. 2, avait une agitation singulière du bras non paralysé, et il existait aussi chez elle un ramollissement avec double arachnitis. Le malade de M. Coindet, l. 2, n° 15, éprouva une espèce d'attaque d'apoplexie, avec paralysie d'un côté et mouvemens convulsifs de

(251)

l'autre. Il avait aussi une inflammation chronique de l'arachnoïde et un ramollissement du cerveau. Dans les observations, n° 1, § IV, et n° 5, l. 2, où les symptômes spasmodiques ont précédé ceux de paralysie, il existait également une inflammation de l'arachnoïde. Vous voyez, par ces observations, que les contractions spasmodiques des muscles peuvent être produites par une inflammation de l'arachnoïde ; et nous verrons plus tard que les accès épileptiques, les contractions des membres, les mouvemens convulsifs, les soubresauts des tendons sont les symptômes ordinaires des affections de cette membrane. Je dois vous répéter au sujet de ces symptômes ce que je vous ai dit en parlant du délire ; il ne faut pas en conclure que l'arachnoïde ait une influence directe sur les muscles. Mais il est impossible qu'elle soit enflammée sans que le cerveau, qui est en contact avec elle, y participe plus ou moins de la même manière, que le poumon participe plus ou moins à l'inflammation de la plèvre qui le recouvre, lors même que son tissu n'en est pas altéré. Le cerveau est irrité par le voisinage de cette inflammation, ses fonctions sont exaltées, et par suite celles du système nerveux qui est sous sa dépendance, par conséquent aussi, celles du système musculaire ; de-là, les mouvemens convulsifs, etc. : mais, comme le tissu du cerveau est intact, ces symptômes spasmodiques ne sont ni accompagnés ni suivis de paralysie. Ainsi, quoiqu'on les observe quelquefois dans le début des inflammations du cerveau, ils ne suffisent pas pour caractériser cette maladie.

Mais vous remarquerez qu'à cette époque le cerveau n'est encore qu'irrité comme dans les cas d'inflammation de l'arachnoïde, que son tissu n'est pas encore altéré : il n'est donc pas étonnant que les symptômes soient les mêmes. Toutefois, il serait déjà possible de les distinguer en ce que, quand ils sont produits par l'affection de l'arachnoïde, ils se manifestent ordinairement des deux côtés du corps, tandis que quand ils dépendent de l'inflammation du cerveau, ils n'affectent le plus souvent qu'un seul côté, et la cause en est toute simple. Au reste, on ne peut pas les confondre pendant long-temps, parce que dans le dernier cas ils ne tardent pas à être accompagnés de symptômes de paralysie, et même le plus souvent on observe, dès le début, le plus singulier mélange de paralysie et de phénomènes spasmodiques.

§ XV. Le symptôme le plus constant et le plus remarquable que nous ayons reconnu, c'est une contraction permanente des muscles des membres qui, en raison de la prédominance des fléchisseurs sur les extenseurs, produit une flexion, plus ou moins considérable, de toutes les articulations. (Voyez l. 1ʳᵉ, nᵒˢ 1, 2, 3, 7, 8, 11, 12; l. 2, p. 104, nᵒˢ 1, 3, 7., 8, § III, XIII, XIV.) Il n'existe quelquefois qu'une simple rigidité, d'autres fois la contraction est portée au point, que le poignet reste appliqué contre l'épaule, et le talon contre la fesse. (Voyez n° 6, let. 1re.) Quand on essaye d'étendre les membres, on éprouve une résistance qu'il est quelquefois impossible de vaincre, et l'on produit souvent de vives douleurs, qui paraissent avoir leur siége dans les muscles. (Voyez let. 1, n° 10 et 11; let. 2, n° 1.) Les tendons soulèvent alors la peau comme des cordes. Quelquefois cette roideur de membres est précédée, pendant peu de temps, de fourmillemens, de douleurs lancinantes et spontanées (let. 1re, n° 10; let. 2, n° 3 et 4), plus prononcées dans les membres supérieurs que dans les inférieurs. La roideur commence aussi toujours par les bras, et, à moins qu'elle ne soit portée au dernier degré, elle y est toujours plus prononcée que dans les jambes. Quelquefois elle est bornée aux bras (let. 2, n° 8, § III, et n° 13), ou elle ne s'étend à la jambe que fort long-temps après (let. 1re, n° 10).

Les muscles de la face participent ordinairement à cet état spasmodique; alors la bouche est tirée du côté paralysé, ce qui est le contraire de ce qu'on observe dans les apoplexies : les paupières sont quelquefois fermées par la contraction du muscle orbiculaire, et non comme dans les apoplexies par la paralysie du releveur de la paupière supérieure ; aussi sont-elles appliquées l'une contre l'autre d'une manière active ; quand on veut les ouvrir, on éprouve de la résistance, et elles se referment aussitôt qu'on cesse de les écarter (let. 1re, n° 1 et 13). Quelquefois on observe un strabisme permanent de l'œil du côté affecté, ce qui indique que les muscles moteurs de l'œil participent à l'état de ceux des membres (let. 1re, n° 17 ; let. 2, n° 13). Ces contractions permanentes des muscles peuvent être produites aussi par une inflammation aiguë de l'arachnoïde ; mais ce qui les distingue de celles qui sont produites par une inflammation du cerveau, c'est que ces dernières sont accompagnées de véritable paralysie. Ceci vous explique pourquoi dans certains cas les deux bras étaient fortement contractés, quoiqu'il n'existât de ramollissement que d'un côté ; mais lorsque l'observation a été recueillie avec soin, vous avez vu que le bras du côté opposé au ramollissement du cerveau avait plus ou moins perdu de sa sensibilité, tandis qu'elle était conservée dans l'autre ; que le premier restait constamment immobile, tandis que l'autre exécutait des mouvemens volontaires. Cette coïncidence de contraction convulsive et de paralysie, est donc un caractère distinctif ; et vous concevez facilement pourquoi il n'y a point de paralysie quand l'arachnoïde seule est affectée, pourquoi elle existe quand c'est le cerveau : dans le premier cas, le cerveau n'est qu'irrité ; dans le second, son tissu est déjà plus ou moins altéré.

La contraction permanente des muscles ne dure pas jusqu'à la fin de la maladie : elle est quelquefois remplacée par des mouvemens convulsifs avec alternative de flexion et d'extension qui ne durent qu'un instant, et reviennent par accès de plus en plus éloignés. (Voy. let. 2, n°s 7 et 14.) Dans l'intervalle de ces accès, les membres sont paralysés et dans un état de résolution complète. D'autres fois, cette contraction diminue pour faire place à la paralysie avec flaccidité des membres, et perte totale de la sensibilité (Voy. pag. 104, let. 2, n°⁵ 1, 7 et 13). C'est ce que prouve encore l'observation de la malade du n° 6, let. 1ʳᵉ, qui, apportée à l'hôpital le quinzième jour seulement après l'invasion des premiers symptômes, avait le côté *gauche* paralysé, dans un état de flaccidité extrême, avec mobilité de toutes les articulations ; tandis que le côté droit, également paralysé, offrait une roideur tétanique portée au plus haut degré. Vous avez vu que le ramollissement du cerveau était beaucoup plus étendu et plus avancé dans l'hémisphère *droit* que dans le gauche ; que par conséquent la maladie était plus ancienne de ce côté. Vous avez vu chez le malade n° 17, let. 1ʳᵉ, les membres des deux côtés paralysés, flasques et mobiles, tandis que la tête était renversée en arrière, les yeux fixes et divergens. Enfin chez la femme Mouton, let. 1ʳᵉ, n° 7, nous n'avons observé d'autre symptôme de contraction musculaire que le renversement des yeux avec strabisme.

Ainsi, la contraction permanente des muscles en diminuant d'intensité, peut devenir intermittente de la même manière que nous avons vu les symptômes épileptiques être continus ou intermittens, suivant le degré d'intensité de l'inflammation ; ce qui prouve que la distinction que Morgagni cherche à établir entre les convulsions toniques et les convulsions cloniques n'est pas fondée : ce sont seulement des degrés différens. Et, règle générale, la contraction permanente diminue dans la même proportion que la paralysie augmente, c'est-à-dire à mesure que l'altération du cerveau fait des progrès.

§ XVI. Cependant nous avons vu dans plusieurs cas la paralysie précéder de long-temps la rigidité des membres, et celle-ci aller successivement en augmentant. Voyons si ces faits détruisent la règle générale et l'explication que nous en avons donnée ; et pour cela examinons-les en détail.

La nommée Mouton (let. 1re, n° 7) perdit tout-à-coup l'usage de la parole, et, neuf jours après, le mouvement et une partie de la sensibilité du côté *droit :* ensuite on observa un renversement des yeux et du strabisme. A la surface de l'hémisphère *gauche* , deux épanchemens du volume d'un pois, et la substance cérébrale environnante réduite en bouillie. Ces deux petits épanchemens n'étaient-ils pas la cause de ces deux attaques d'apoplexie dont les symptômes ont été peu intenses ? Et le ramollissement n'était-il pas le résultat de l'inflammation consécutive développée autour des caillots ? Il est clair qu'alors les symptômes d'inflammation n'ont pu se montrer qu'après ceux de paralysie.

Vailbain, let. 1re , n° 8 , après des symptômes d'arachnitis chronique, dont je vous ai parlé, éprouva tout-à-coup une paralysie incomplète du côté *droit* ; huit jours après , douleurs violentes dans les membres paralysés , un peu de roideur dans les articulations ; trois jours après , roideur excessive. Espèce de caillot, du volume d'une noisette , à la surface de l'hémisphère *gauche* ; substance cérébrale environnante d'une mollesse diffluente. N'est-il pas évident que cette hémiplégie peu intense a été produite par ce petit caillot de sang, et que l'inflammation qui a produit le ramollissement de la substance cérébrale environnante, a été consécutive ; et d'après cela, est-il étonnant que les symptômes inflammatoires n'aient paru que le huitième jour , et qu'ils ayent augmenté pendant les trois jours suivans ?

Le malade du n° 12 , let. 1re, avait, le jour de son entrée , le bras *droit* engourdi , les muscles un peu faibles , la bouche légèrement déviée à gauche ; le lendemain , paralysie complète des membres supérieurs *droits* , incomplète des inférieurs ; le quatrième jour, roideur du sterno-mastoïdien paralysé; le soir, commencement de roideur dans le bras ; le cinquième, augmentation de la roideur qui s'étend à la jambe ; le soir, écume sur les lèvres, etc. Au milieu du corps strié gauche , espèce d'infiltration de sang en forme de noyau , d'environ un pouce et demi , substance cérébrale environnante d'autant plus ramollie qu'on l'examinait plus près de cette espèce de caillot. Vous voyez que la paralysie n'est pas survenue tout-à-coup comme dans les apoplexies ordinaires ; aussi le sang était plutôt infiltré qu'épanché dans la substance cérébrale. Les symptômes inflammatoires commencèrent à se manifester le quatrième jour, et augmentèrent de jour en jour : les traces de l'inflammation du cerveau étaient d'autant plus prononcées, que la substance cérébrale était plus près du caillot. Ici les symptômes ont traduit avec tant de fidélité, à l'extérieur, les phénomènes qui se passaient dans l'intérieur du cerveau, que nous pouvons suivre pas à pas la marche et la succession des deux maladies.

Le malade du n° 11, lettre 1re, avait une paralysie incomplète du côté *droit*. Le soir, on remarqua un peu de roideur dans les membres paralysés ; le lendemain, mouvemens convulsifs, irréguliers, intermittens ; le surlendemain, roideur tétanique du cou. A la surface de l'hémisphère gauche, deux caillots du volume d'une aveline ; un peu plus loin, espèce de suppuration de la partie postérieure du ventricule du même côté. Vous voyez que les symptômes spasmodiques, précédés de ceux de paralysie, ont suivi dans une progression croissante la même marche que nous leur avons vu suivre en sens inverse dans les cas d'inflammation simple.

Augrement (let. 1re, n° 10) tomba dans un état d'apoplexie faible ; rigidité des muscles fléchisseurs du bras paralysé, douleurs aiguës, etc. Au bout d'un mois, les mêmes symptômes se sont étendus à la jambe. Caillot dans l'hémisphère du côté opposé, suppuration des parois du foyer.

Dans l'observation de M. Gombaut, page 104, la roideur du membre paralysé, d'abord peu consi-

dérable, augmenta pendant plusieurs jours. Il existait aussi une espèce de caillot autour duquel la
substance cérébrale était désorganisée. Il est probable, d'après ce qui précède et les autres détails de
l'observation, qu'avant d'entrer à l'hôpital le malade avait d'abord éprouvé de la paralysie sans roideur.

Vous voyez que, dans ces six observations, les
symptômes ont suivi une marche tout-à-fait inverse
à celle que nous avons observée dans les cas où l'inflammation du cerveau était primitive. La paralysie
s'est montrée la première ; elle est survenue tout-à-
coup, quand il s'est fait un véritable épanchement
de sang, et lentement, lorsque le sang s'est plutôt
infiltré qu'épanché. Mais dans un cas comme dans
l'autre, elle a existé seule pendant plus ou moins de
temps, parce que la désorganisation du cerveau a
précédé son inflammation. Ensuite, les symptômes
spasmodiques se sont mêlés à ceux de paralysie, à
mesure que l'inflammation produite par la présence
du caillot s'est développée, et ils ont augmenté avec
elle. Dans les inflammations ordinaires du cerveau,
les symptômes d'irritation précèdent ceux de paralysie, parce que le tissu du cerveau n'est point
encore altéré ; ils se confondent lorsque cette altération commence ; et lorsque l'irritation est passée et
la désorganisation achevée, il ne reste que la paralysie avec résolution, flaccidité, comme dans l'apoplexie. Vous voyez que la succession de ces deux
ordres de symptômes nous permet non-seulement

de distinguer les inflammations cérébrales des apoplexies, mais même de reconnaître quand l'inflammation succède à l'apoplexie.

Vous avez dû remarquer que, dans toutes ces
observations, l'épanchement de sang était peu considérable. Cette circonstance est très-importante
sous plusieurs rapports. D'abord il en est résulté que
la paralysie a été incomplète, et vous avez vu qu'elle
a commencé par la langue et les bras, que les membres supérieurs étaient plus affectés que les inférieurs;
qu'enfin, la paralysie semble avoir commencé par
les muscles, pour ne s'étendre à la peau que quand
elle était plus intense, puisque les malades conservaient encore de la sensibilité, lorsque déjà ils
avaient perdu l'usage du membre. Nous reviendrons
tout à l'heure sur cette dernière circonstance. Enfin,
vous avez vu que les symptômes inflammatoires
étaient aussi plus prononcés dans les membres supérieurs que dans les inférieurs.

Le peu d'étendue de l'épanchement sanguin vous
explique aussi pourquoi l'inflammation de la substance cérébrale environnante a pu se manifester au
dehors par des symptômes spasmodiques aussi prononcés. Cet épanchement n'était pas assez considérable pour anéantir entièrement les fonctions de
tout l'hémisphère affecté; et la preuve, c'est que,
chez tous ces malades, la paralysie était incomplète.
Vous concevez aussi très-facilement pourquoi, dans
certaines apoplexies, les malades éprouvent, au bout
d'un temps plus ou moins long, des fourmillemens.

des douleurs , des élancemens dans les membres paralysés, quoiqu'ils n'aient pas recouvré la sensibilité ; de la roideur, des mouvemens convulsifs dans les muscles, quoiqu'ils ne puissent se servir de leurs membres. Jusqu'à présent on n'a pas attaché d'importance à ces phénomènes, parce qu'on les regardait comme des anomalies ; et on les regardait comme des anomalies, parce qu'on ne pouvait pas les expliquer.

Depuis que M. Rochoux, dans son excellent ouvrage sur l'apoplexie, a fixé l'attention des observateurs sur les ramollissemens de la substance cérébrale qui environne le sang épanché , cette altération mieux étudiée paraît très-fréquente, je dirai presque constante ; et cela doit être , car il est difficile de concevoir qu'un corps étranger séjourne pendant long-temps au milieu de la substance cérébrale, sans y déterminer une inflammation. Pour mon compte, je puis vous assurer que les seuls cas où, après avoir observé avec attention, je n'ai rien remarqué de semblable, étaient ceux où les malades étaient morts très-promptement. Mais s'il en est ainsi, pourquoi les symptômes dont nous venons de parler, se montrent-ils si rarement à la suite des apoplexies ? C'est qu'il arrive rarement que les épanchemens de sang soient aussi peu étendus que chez ces six malades.

§ XVII. Plusieurs de nos malades ont éprouvé des alternatives bien tranchées d'excitation et de collapsus, de mouvemens convulsifs et de paralysie avec flaccidité des membres (n°s 11, 13 et 14, let. 1re, n°s 9 et 14, let. 2). L'alternative de ces deux ordres de symptômes est ici fort remarquable, parce que les inflammations de l'arachnoïde produisent aussi quelquefois des mouvemens convulsifs qui reviennent par accès plus ou moins longs, à des intervalles plus ou moins éloignés : mais entre ces accès, les membres ne sont pas paralysés, parce que le tissu du cerveau n'est pas altéré. Quelquefois les deux côtés du corps participent à ces accès convulsifs, après lesquels l'un des deux reste seul paralysé. Dans ce cas, il existe une inflammation de l'arachnoïde des deux côtés, et un ramollissement du côté opposé aux membres paralysés. (Voy. l'obs. 9, let. 2). Ces accès ont offert chez tous ces malades de grandes variétés, dont l'examen des cadavres nous a expliqué la cause : mais voyons d'abord ce qu'ils ont offert de commun.

Ils ont été en général très-courts, les plus longs n'ont guère duré que quatre à cinq minutes, ils ont diminué d'intensité et de fréquence vers la fin de la maladie, et ont cessé tout-à-fait plus ou moins de temps avant la mort. Au moment de l'accès, la face était rouge, animée, injectée, l'œil vif et brillant, ce qui prouve qu'il s'opérait alors une congestion cérébrale énergique. Les muscles devenaient durs, les tendons saillans sous la peau, les membres et les doigts se fléchissaient et s'étendaient alternativement, et d'une manière brusque. La bouche, qui, avant l'accès, était tirée du côté opposé à la paralysie, se déviait alors du côté de la face qui était affecté de convulsions. Les muscles moteurs des yeux ont constamment participé à ces accès, car pendant toute leur durée, et chez tous ces malades, les yeux étaient renversés, divergens et très-mobiles. Je vous ai fait remarquer que quand la contraction des muscles était continue, le strabisme était permanent. Dans le moment de l'accès, les malades perdaient connaissance et la recouvraient après, puis, à mesure que les accès devenaient plus faibles, moins fréquens, et que la paralysie augmentait, les fonctions intectuelles s'affaiblissaient.

Cette succession des symptômes que nous avons déjà remarquée en parlant des contractions permanentes, tient à ce que l'irritation diminue à mesure que la désorganisation augmente. Ces deux ordres de symptômes répondent aux deux périodes des inflammations admises par les anciens et les modernes, sous les noms de période de *crudité* ou d'*irritation*, et de *coction* ou de *suppuration*. Vous savez en effet que la première est caractérisée par la douleur, l'afflux du sang, etc., et qu'au moment où la suppuration s'établit, c'est-à-dire, où le tissu enflammé se désorganise, l'irritation diminue, etc. Vous savez aussi que les inflammations marchent rarement d'une manière égale et continue; les malades éprouvent alternativement des momens de relâche et d'exacerbation. Il n'y a donc rien dans ces symptômes et dans leur succession qui ne soit conforme à ce qu'on observe dans les autres inflammations phlegmoneuses aiguës.

Je vous ai dit que ces accès avaient offert quelques

différences, dont il était facile de se rendre compte. Déjà je vous ai expliqué pourquoi la malade du n° 9, let. 2, avait eu des convulsions de tout le corps, et une paralysie d'un seul côté; pourquoi celle du n° 14, let. 1re, avait éprouvé des mouvemens convulsifs, avec paralysie d'un côté, et une agitation remarquable de l'autre. Vous avez vu qu'il existait dans ces deux cas, outre un ramollissement, une double inflammation de l'arachnoïde. Chez le malade du n° 14, les symptômes ont été les mêmes des deux côtés, et la maladie occupait la moelle allongée.

La malade du n° 11, let. 1re, a éprouvé les symptômes les plus compliqués et les plus bizarres, et cependant, dans l'examen que j'ai fait de cette observation, je vous ai fait voir qu'en les comparant les uns après les autres, aux différentes altérations trouvées après la mort, il n'en était pas un seul dont on ne pût facilement trouver la cause. Je ne puis pas répéter ici ce parallèle. Je vous rappellerai seulement qu'il existait deux épanchemens de sang à la surface de l'arachnoïde, un autre dans l'un des hémisphères, et deux ramollissemens.

La malade du n° 13, let. 1re, a éprouvé dans ses accès des symptômes croisés, de manière que les membres du côté *droit* et les muscles de la face du côté *gauche* étaient en même temps agités de mouvemens convulsifs. La couche des nerfs optiques *droite*, une partie du corps strié *gauche*, et de la protubérance annulaire du même côté, étaient désorganisées.

Enfin, celle du n° 7, let. 2, a offert, dans tout le

cours de la maladie , une étonnante variation dans les symptômes d'ailleurs très-compliqués ; ils se sont succédés de la manière la plus irrégulière , et vous avez vu qu'il existait en même temps une inflammation de l'arachnoïde et deux ramollissemens , un dans chaque hémisphère , et qu'enfin le traitement avait été extrêmement variable.

Quoique je sois entré dans les détails les plus minutieux , à l'occasion de chacune de ces observations , j'ai cru devoir, en les rapprochant ici, vous en rappeler les principales circonstances , pour vous convaincre que cette inconstance dans la marche de la maladie , cette complication , cette irrégularité bizarre des symptômes, ont été le résultat d'une succession d'exacerbations et de rémissions qu'on observe aussi dans les inflammations des autres organes, et de complications, tantôt d'épanchement de sang, tantôt d'inflammation de l'arachnoïde, tantôt de plusieurs inflammations développées successivement dans différentes parties du cerveau.

§ XVIII. Je ne vous ai parlé en particulier que des cas dans lesquels les accès avaient été très-caractérisés ; mais en général il est rare que les symptômes de *ramollissement* suivent une marche régulière et continue. Le plus souvent les malades éprouvent des alternatives d'amélioration et de rechutes ; ils sont tantôt assoupis, tantôt agités ; ils perdent et recouvrent la connaissance ; la paralysie diminue pendant quelques instans pour augmenter ensuite. Ils éprouvent quelquefois une amélioration

si remarquable que le médecin les croit presque
hors de danger. On ne remarque pas ces inégalités
dans la marche des apoplexies, et cela doit être,
puisque les symptômes sont produits par un épanchement de sang qui n'est pas susceptible de varier
d'un instant à l'autre comme la marche d'une inflammation. Ces symptômes et surtout les plus
compliqués et les plus irréguliers, sont précisément ceux qu'on a regardés comme caractéristiques des fièvres *ataxiques pernicieuses*, etc.
Aussi les observations que je vous ai citées en dernier lieu portaient ce titre, et vous avez vu que
les malades avaient été traités en conséquence.

§ XIX. MM. Montain (Traité de l'Apoplexie, 1811)
admettent une apoplexie *nerveuse sthénique*, dont
les caractères distinctifs sont *des mouvemens convulsifs dans les muscles, des oscillations de la vue,
une sorte de roulement des yeux dans leur orbite,
la contraction des muscles de la face, une paralysie d'un côté du corps et des mouvemens convulsifs de l'autre*, etc. Ces symptômes ressemblent
tellement à ceux que nous venons d'examiner, qu'il
est impossible de douter un instant de l'identité des
apoplexies *nerveuses sthéniques* avec les inflammations du cerveau simples ou compliquées (1).

____

(1) Hippocrate, dans le premier livre des épidémies, malade 13, parle d'une femme qui perdit tout-à-coup la parole. La
main droite était paralysée, et cependant agitée de mouvemens
convulsifs : *dextra manus languit cum convulsione, apoplectico
modo.* Cette observation fut, pour les commentateurs, un sujet
de discussions interminables. Ils admettent bien que la même

§ XX. Quelques heures après l'administration de la noix vomique, on observe de la roideur dans les membres, des contractions spasmodiques, avec secousses brusques, etc.; ces phénomènes ne durent pas ordinairement long-temps et ne se renouvellent qu'après chaque administration du médicament, mais quelquefois ils finissent par persister d'une manière à peu près continue; les accidens s'aggravent et le malade meurt peu de temps après. J'ai vu deux cas semblables, et chaque fois, à l'ouverture du corps, j'ai trouvé la substance cérébrale qui environnait le caillot, désorganisée, d'une mollesse dif-

---

main a été affectée de paralysie et de convulsions, mais Vallesius ne croit pas que ces deux symptômes aient pu exister en même temps. Duret admet leur existence simultanée; mais il suppose que la paralysie avait son siége dans les nerfs, et les convulsions dans les muscles. Prosper Martian pense que la paralysie et les convulsions peuvent affecter simultanément les mêmes nerfs. Enfin Morgagni, sans rejeter l'opinion de Prosper Martian, la modifie, en supposant que quelques filets de nerfs, n'étant pas entièrement paralysés, ont pu transmettre à quelques muscles des mouvemens convulsifs. On a encore imaginé plusieurs autres hypothèses, plus ou moins subtiles, pour expliquer ce singulier problème de la coïncidence, dans un même membre, de convulsions et de paralysie. Mais il faut avouer qu'aucune n'est satisfaisante : rien n'est cependant plus facile à concevoir, d'après ce qui précède. L'inflammation du cerveau produit des contractions convulsives dans les muscles ; mais elles sont involontaires. On ne peut pas dire qu'il y ait alors paralysie des muscles ; il y a seulement absence de la volonté. En même temps la peau est insensible, c'est-à-dire, que le cerveau enflammé ne perçoit plus les impressions qui lui sont transmises par les nerfs. La contraction involontaire des muscles et l'insensibilité de la peau ne sont donc pas, dans ce cas, incompatibles. Mais leur existence simultanée ne peut se concevoir que par un état inflammatoire du cerveau.

fluente, et cela dans une grande étendue. Ces rapprochemens vous indiquent assez quel est le mode d'action de la noix vomique, et doivent rendre circonspect dans son emploi.

§ XXI. La paralysie des muscles n'a pas toujours été précédée ou accompagnée de mouvemens convulsifs ; mais , dans ce cas , nous avons encore observé la même marche graduée et progressive que je vous ai fait remarquer dans les observations précédentes ; elle a même été en général beaucoup plus lente. Parmi ces malades, les uns ont commencé par perdre la vue, ont éprouvé de l'embarras dans la parole (let. 1re, n° 15; let. 2, n° 11), un sentiment de pesanteur et d'engourdissement dans le côté du corps qui , par la suite, a été paralysé. (Obs. A , p. 101 , let. 2 , n° 2 et 11.) La bouche s'est déviée ; mais quelquefois on ne s'en est aperçu que quand le malade contractait les muscles de la face (p. 101). La langue s'est déviée en sortant de la bouche : ensuite la paralysie a envahi successivement les membres supérieurs, puis les inférieurs. Enfin , lorsque la maladie a eu son siége dans la protubérance annulaire (obs. n° 11 et 12, let. 2), ou des deux côtés à la fois (p. 101), ou qu'elle a été si considérable, d'un côté, qu'elle dépassait la ligne médiane (l. 1re, n° 18, let. 2 , n° 2), elle a fini par affecter à peu près également les deux côtés du corps ; les malades alors n'ont pas tardé à succomber. Ainsi , lors même que la paralysie n'est ni précédée ni accompagnée de symptômes spasmodiques, sa marche, lente et progressive, suffit pour la faire distinguer de celle qui est produite par l'apoplexie. Dans quelques cas, à la vérité, la maladie a débuté avec autant de promptitude qu'une apoplexie ; mais les symptômes spasmodiques ont été très-prononcés. Dans d'autres, enfin, la paralysie s'est manifestée tout-à-coup, sans être accompagnée de contraction musculaire ; mais, précisément dans tous ces cas, la maladie avait commencé par un épanchement de sang , comme vous l'avez vu dans les six observations que nous avons examinées § XVI.

Ainsi, lorsque le début de l'inflammation est très-rapide, elle est facile à distinguer de l'apoplexie, par la présence des symptômes spasmodiques ; quand la paralysie n'est pas accompagnée de symptômes spasmodiques, elle marche avec plus de lenteur, et cette lenteur peut facilement la faire distinguer de celle qui est produite par l'apoplexie. Nous pouvons tirer de ce rapprochement une autre conséquence ; c'est qu'en général plus l'inflammation est aiguë, plus les symptômes d'irritation sont prononcés, et c'est ce qu'on observe dans toutes les inflammations. Je vous ai fait voir (p. 209 et suivantes) l'analogie qui existait entre les ramollissemens du cerveau et les hépatisations du poumon ; et, puisqu'il arrive quelquefois que tout un poumon est désorganisé, infiltré de pus, sans que le malade ait éprouvé la moindre douleur dans la poitrine (c'est ce que quelques médecins ont appelé pneumonies latentes), une inflammation peut bien se développer lentement dans le cerveau, y produire la même altération qu'une inflammation aiguë, sans que la paralysie, qui en est le résultat, soit accompagnée des symptômes d'irritation que nous avons remarqués dans les autres cas. L'absence de ces symptômes ne prouve donc pas que ces ramollissemens sont d'une autre nature que les premiers, et n'ont pu être produits par une inflammation.

Ce sont probablement des observations semblables à ces dernières qui ont fait admettre à MM. Montain (ouvrage cité) une apoplexie *nerveuse asthénique*.

Il paraît aussi que ce sont des faits analogues qui ont servi de type à la description que MM. Bayle et Cayol nous ont laissée des symptômes du ramollissement, dans l'excellent article *Cancer*, du dictionnaire des Sciences médicales (Voy. pag. 648). Comme cette description très-courte est la seule que je connaisse, je la transcrirai pour que vous puissiez en juger plus exactement.

« Le ramollissement du cerveau s'annonce ordinairement par une diminution notable des forces musculaires, et particulièrement des *jambes*; les malades se laissent tomber au moment où ils y pensent le moins, parce que, disent-ils, les *jambes leur manquent tout-à-coup*; d'autres ont une démarche chancelante, comme s'ils étaient ivres : en même temps, diminution progressive des facultés intellectuelles, qui va jusqu'à l'idiotisme ; puis hémiplégie complète ou incomplète du côté opposé au ramollissement; nulle altération sensible de la nutrition ; bon appétit.... Au bout d'un temps plus ou moins long, ces malades meurent d'*apoplexie*, de *fièvre ataxique*, ou de *convulsions*.

« Chez les enfans, le ramollissement de la substance cérébrale se manifeste quelquefois par des symptômes tout-à-fait semblables à ceux de l'hydrocéphale interne chronique. »

Il paraîtrait, d'après cette description, que les membres inférieurs sont plus affectés que les supérieurs; et jusqu'à présent, vous avez toujours vu que c'était exactement le contraire. Ce qui a certainement induit en erreur des observateurs aussi exacts que MM. Bayle et Cayol, c'est que les membres inférieurs supportant tout le poids du corps, la moindre diminution des forces musculaires, devient très-apparente par la chute du malade.

Vous concevez aussi comment il faut interpréter la mort de ces malades par une *apoplexie*, une *fièvre ataxique*, ou des *convulsions* : pourquoi l'on observe quelquefois chez les enfans des symptômes d'hydrocéphale interne *chronique*.

§ XXII. Je me suis beaucoup étendu sur les symptômes qui dépendent de la lésion des fonctions musculaires, parce que ce sont les plus apparens, les plus caractéristiques. Il me restera peu de choses à dire de ceux qui dépendent de la sensibilité ou perception des sensations produites par les agens extérieurs. Quelques-uns de nos malades ont éprouvé comme vous l'avez vu, dans le principe, des tintemens, des bourdonnemens dans les oreilles : mais à mesure que les fonctions intellectuelles se sont affaiblies , que la paralysie a fait des progrès, l'oreille est devenue paresseuse; les malades n'ont plus entendu que quand on criait très-fort : d'autres ont éprouvé dans les premiers jours une telle sensibilité de la rétine , qu'elle ne pouvait supporter l'impression de la lumière. Plus tard, la pupille était contractée et immobile; enfin , dans les derniers instans, elle est restée dilatée.

L'état de la pupille mérite d'autant plus d'attention, que dans presque toutes les observations de *ramollissement* où il en est fait mention , elle était contractée; tandis que dans les apoplexies elle est en général dilatée : et vous avez dû remarquer qu'elle était resserrée précisément chez les malades qui éprouvaient des contractions musculaires; que qrand la maladie n'existait que d'un côté du corps, c'était l'œil de ce côté qui était affecté ; que quand les symptômes convulsifs ne revenaient que par accès, c'était au moment de l'accès que la pupille était resserrée; qu'enfin, à mesure que la paralysie faisait des progrès, la pupille devenait de plus en plus dilatée; et de même que les malades ne pouvaient se servir de leurs membres, quoique l'action des muscles fût très-augmentée; de même ils avaient perdu la faculté de distinguer les corps extérieurs, quoique le resserrement de la pupille annonçât une augmentation de la sensibilité de la rétine. Vous voyez que ces phénomènes sont analogues, et tiennent à la même cause, l'exaltation morbide des fonctions du cerveau.

Plusieurs de nos malades ont éprouvé dans les membres paralysés des douleurs aiguës, pongitives, lancinantes, qui augmentaient lorsqu'on touchait le membre, surtout lorsqu'on voulait l'étendre (let. 1re, n° 8, 7 ; let. 2, n° 7). Ces douleurs paraissaient avoir leur siége dans les muscles ; d'autant plus que chez le malade n° 7, let. 2, la peau était tout-à-fait insensible. Ce symptôme, qu'on n'observe pas dans les apoplexies, est bon à noter ; puisque dans l'observation n° 9, let. 1re, il a été le seul phénomène spasmodique qu'on ait observé. La paralysie de la peau a suivi en général la même progression que celle des muscles, mais avec cette différence qu'elle a commencé plus tard, et a toujours paru moins intense, au moins pendant très-long-temps; en sorte que les membres avaient déjà perdu entièrement la faculté de se mouvoir, lorsque la peau conservait encore toute sa sensibilité. Je vous ai fait remarquer aussi qu'elle avait souvent disparu au bras, tandis qu'elle existait encore à la jambe. Enfin, nous avons vu beaucoup de malades chez lesquels elle ne s'était entièrement éteinte dans ces parties qu'au moment de la mort. Le degré de sensibilité dont jouissent les membres est donc un excellent indicateur du degré d'intensité de la paralysie, et par conséquent de l'état plus ou moins avancé de la maladie : il peut faire apprécier ses progrès. Sous ces rapports, il doit avoir une grande influence sur le pronostic.

Depuis long-temps on avait observé des cas dans lesquels un membre avait perdu le mouvement, quoique la peau eût conservé la sensibilité. La plupart des auteurs qui ont parlé de ce phénomène, ont supposé que les nerfs qui se rendent à la peau et ceux qui vont aux muscles étaient d'une nature différente, et qu'ils pouvaient être affectés isolément : mais cette explication ne peut être admise par ceux qui possèdent les plus simples notions d'anatomie. D'autres ont imaginé des hypothèses encore moins plausibles et qui ne méritent pas même d'être indiquées. Rien n'est cependant plus facile à concevoir. Voici en général la marche que nous avons observée dans les symptômes : le bras commençait par être engourdi, faible, puis perdait tout-à-fait le mouvement ; alors quand on pinçait fortement la peau, le malade témoignait de la douleur sans pouvoir retirer son bras ; la maladie faisant des progrès, la jambe perdait aussi le mouvement, conservait la sensibilité, mais le bras la perdait en même temps ; enfin, elle disparaissait aussi quelquefois à la jambe. Ainsi toutes les fois que la paralysie n'a porté que sur le système musculaire, c'est qu'elle était faible, ce qui se réduit à dire que la sensibilité persiste plus long-temps que la myotilité. Mais le mouvement volontaire d'un membre est le produit d'un acte spontané du cerveau. La perception de l'impression produite à l'extrémité d'un nerf est un acte indépendant de la volonté, qui n'exige pas par conséquent que le cerveau entre spontanément en action. Il est facile de concevoir que la partie du cerveau malade soit assez altérée pour ne pouvoir plus avoir une influence active sur les nerfs qui en dépendent, et pas assez pour qu'elle ne puisse plus recevoir l'impression qui lui est communiquée par ces mêmes nerfs ; et vous remarquerez que précisément dans les cas, dont nous avons parlé, l'altération du cerveau ne devait pas être considérable, puisque la paralysie était incomplète. Enfin, ce qui prouve la vérité de cette explication , c'est qu'on voit quelquefois des malades qui , ayant conservé la sensibilité et ne pouvant pas mouvoir volontairement les membres paralysés lorsqu'on les y engage, les retirent cependant lorsqu'on pince fortement la peau. N'est-il pas évident que dans ce cas c'est la sensation qui a réveillé l'action spontanée du cerveau?

On observe quelquefois dans les apoplexies cette paralysie isolée des muscles, mais très-rarement, parce que l'épanchement se faisant tout-à-coup, la substance cérébrale est trop altérée pour continuer à percevoir les impressions extérieures. Dans les inflammations, l'altération se faisant plus lentement, la paralysie ne se manifeste, pendant plus ou moins long-temps, que par l'absence des mouvemens volontaires : c'est donc encore un caractère qu'il est bon de noter.

Enfin pour tenir compte de tout ce qui peut aider au diagnostic des ramollissemens, je dois vous faire observer que chez un tiers à peu près de nos malades, la paralysie a successivement affecté les deux côtés du corps, parce que la maladie a occupé l'un et l'autre hémisphère ou la protubérance annu-

laire. Or, dans l'apoplexie il est rare que la paralysie occupe les deux côtés du corps, ou bien cela arrive tout d'un coup quand elle est, comme on dit,
foudroyante. Lorsqu'il existe un épanchement, il peut
bien augmenter ; mais il est rare qu'il s'en fasse un
second dans l'autre hémisphère.

Après avoir examiné toutes les circonstances qui
peuvent aider à faire distinguer les inflammations
du cerveau de celles de l'arachnoïde et des apoplexies,
je dois vous rappeler que parmi les observations que
j'ai puisées dans les auteurs, il en est qui n'ont offert
aucun des caractères propres à établir cette distinction. Mais tantôt les malades sont morts sans avoir
pu être observés (l. 1re, n° 19 ; l. 2, n° 4, § III),
tantôt ils ne l'ont été que dans les derniers instans
de leur existence (l. 1re, n° 16 ; l. 2, n° 1, § VII),
d'autres fois, les symptômes ont été plutôt indiqués que décrits (l. 1re, nos 18, 20 et 21 ; l. 2,
n° 8, § IV) ; enfin, j'ai eu soin de vous faire remarquer que les symptômes spasmodiques précé-
daient ceux de paralysie et cessaient souvent très-
promptement ; qu'ils ne se montraient quelquefois
que par accès très-courts, peu intenses et à des intervalles assez éloignés : or, vous savez combien
il est difficile d'obtenir des renseignemens exacts sur
ce qui a précédé l'arrivée du médecin, combien il
est facile, quand on n'a pas l'habitude d'observer une
maladie, de laisser échapper une foule de circonstances qu'on néglige, parce qu'on n'en connaît pas
l'importance. Quelques observations isolées ne pour-

raient donc pas détruire des conséquences déduites d'un grand nombre de faits recueillis avec soin et par des observateurs différens.

§ XXIII. En résumé, les affections du cerveau et celles de l'arachnoïde, par leur influence sur les fonctions du cerveau, se manifestent à l'extérieur par la lésion de ces mêmes fonctions, c'est-à-dire, par des symptômes qui ont rapport à la perception des impressions produites, par les agens extérieurs, à l'intelligence et aux mouvemens volontaires. Les symptômes des inflammations du cerveau présentent deux caractères tout-à-fait opposés ; ceux d'irritation et ceux de collapsus. De-là, d'une part, l'exaltation des facultés intellectuelles, la céphalalgie, la sensibilité de la rétine, la contraction de la pupille, les douleurs des membres, la contraction continue ou intermittente des muscles : de l'autre, la diminution de l'intelligence, la stupeur, la somnolence, la dureté de l'ouïe, la perte de la vue, de la parole, la paralysie des muscles, l'insensibilité de la peau. Les premiers de ces symptômes s'observent aussi dans l'inflammation de l'arachnoïde, et les seconds dans l'apoplexie. Mais on ne les trouve réunis que dans les inflammations du cerveau, parce que, dans le premier cas, il y a irritation du cerveau sans altération de son tissu ; dans le second, il y a d'abord altération sans irritation : ce n'est que dans l'inflammation du cerveau qu'il peut y avoir successivement irritation et désorganisation. Quand la paralysie précède les symptômes spasmodiques,

c'est que l'altération de tissu précède l'inflammation, c'est-à-dire, qu'il s'est fait d'abord un épanchement de sang. Enfin, quand les symptómes spasmodiques manquent, la marche lente et progressive de la paralysie peut facilement la faire distinguer de celle qui est produite par une apoplexie.

Ainsi, en dernière analyse, dans l'inflammation de
l'arachnoïde, *symptómes spasmodiques sans paralysie;*
dans l'apoplexie , *paralysie subite , sans symptómes
spasmodiques*; dans l'inflammation du cerveau, *symptómes spasmodiques, paralysie lente et progressive,
marche inégale et intermittente.*

§ XXIV. Jusqu'à présent je n'ai parlé que des cas
dans lesquels on a remarqué de la paralysie ; et
cependant, dans les observations, n⁰ˢ 18 , 19 , 20 ,
21 et 22 , let. 2, il n'est pas fait mention de ce
symptôme : à quoi tient son absence dans ces cinq
observations seulement ? Remarquez d'abord que,
dans toutes les autres, la maladie avait son siége
dans le cerveau, dans le cervelet, dans la protubérance annulaire ou la moëlle , et que toutes ces
parties communiquent directement avec la moëlle
épinière , comme le prouve la plus facile des prépa-
rations du cerveau. D'un autre côté, dans les cinq
observations en question, l'altération ne s'étendait
pas au-delà du corps calleux, du septum lucidum et
de la voûte à trois piliers. Or, de chaque côté, le
corps calleux se prolonge transversalement dans les
deux hémisphères du cerveau, par des fibres qui
vont jusqu'aux circonvolutions , en croisant la direc-

tion de celles qui communiquent avec la moëlle épinière. En avant et en arrière, le corps calleux se recourbe sur lui-même, pour embrasser la double origine du pilier antérieur et les deux piliers postérieurs de la voûte, ainsi que le septum lucidum qui se continue avec lui sur la ligne médiane. Toutes ces parties sont donc renfermées entre la face inférieure et les deux replis du corps calleux; lequel ne communique qu'avec les hémisphères du cerveau. Ainsi, dans ces cinq observations, aucune des parties affectées n'avait de communication directe avec la moëlle, et comme cette circonstance est exactement la même, dans toutes, et que ce sont les seules dans lesquelles nous n'ayons pas observé de paralysie, il est évident que c'est à elle seule qu'il faut attribuer l'absence de ce symptôme. Mais puisque ces parties ne communiquent pas avec la moëlle, comment leur inflammation a-t-elle pu déterminer des convulsions? de la même manière que les inflammations de l'arachnoïde : en produisant une irritation dans les parties voisines. Ainsi l'absence de paralysie, dans ces cas, n'est pas une exception. Je ne puis examiner ici les autres symptômes de ces observations; nous y reviendrons en traitant de l'hydrocéphale.

§ XXV. L'anatomie pathologique ne serait qu'une étude de pure curiosité, si elle se bornait à la description des altérations morbides; il ne suffit pas non plus de chercher les symptômes qui peuvent les faire reconnaître pendant la vie; il faut arriver à la cause de ces altérations, et surtout au meilleur mode de traitement possible : car c'est, en dernière analyse, le but vers lequel doivent tendre tous nos effors. Aussi, quoique j'aie mis quelque importance à l'étude des symptômes propres à faire distinguer les *ramollissemens* du cerveau, des apoplexies et des inflammations de l'arachnoïde, j'en ai attaché davantage à vous démontrer que ces *ramollissemens* étaient le résultat d'une inflammation; parce que l'opinion qu'on se forme de la nature d'une maladie influe directement sur la manière dont on la traite : le médecin le plus empyrique se forme toujours une idée quelconque de la maladie qu'il veut guérir, et de la manière d'agir des moyens qu'il met en usage pour y parvenir : seulement il est probable que celui qui la traitera le mieux, sera celui qui en connaîtra mieux la cause, le siége et la nature. Cependant comme le traitement qui paraît le plus rationnel, n'est pas toujours celui que confirme l'expérience, consultons directement les faits. D'ailleurs, suivant l'expression très-juste d'Hippocrate, *naturam morborum ostendit curatio.*

Malheureusement, parmi les observations qui ont été recueillies dans l'intention d'éclairer l'anatomie pathologique, il en est peu dans lesquelles le traitement soit indiqué d'une manière convenable. Celles de Morgagni et de M. Dan de la Vauterie, en font à peine mention. Le docteur Abercrombie ne fait que l'indiquer en masse. Nous ne pouvons tirer parti que des observations dans lesquelles le traitement est indiqué jour par jour, puisque ce sont les seules dans lesquelles nous pouvons en suivre les effets immédiats. Étudions d'abord quels ont été ceux de l'émétique.

La malade du n° 9, let. 2, n'offrait à son entrée à l'hôpital d'autres symptômes d'une disposition à quelque affection cérébrale, qu'une exaltation morale assez remarquable : un émétique fut prescrit pour quelque signe d'embarras gastriques, il produisit de longs et violens efforts de vomissemens, à la suite desquels elle éprouva des convulsions, et resta hémiplégique; la mort survint trois jours après. Outre l'affection du cerveau, nous avons trouvé dans l'estomac et le commencement des intestins grèles des traces d'une inflammation récente de la membrane muqueuse.

La malade du n° 17, let. 2, avait les traits altérés, l'œil inquiet, l'air étonné, comme stupide: l'état de la langue fit prescrire un émétique ; il produisit des efforts considérables, mais infructueux, de vomissemens, suivis bientôt de mouvemens convulsifs, de délire violent, de paralysie générale.... la mort survint dans la nuit. L'estomac était distendu par une grande quantité de gaz...., membrane muqueuse, depuis le cardia jusqu'à environ cinq pouces au-dessous, d'un rouge vif et comme boursoufflée, même altération dans la même étendue, vers le pylore, mais d'un brun foncé.

Celle de la let. 2, n° 1, § VII, était à l'agonie quand on l'apporta à l'hôpital, mais on sut qu'elle avait pris plusieurs fois l'émétique. L'estomac était contracté sur lui-même, la membrane muqueuse était, ainsi que celle du duodenum, couverte de plaques rouges.

Une autre (let. 2, n° 8, § III) avait pris aussi plusieurs doses d'émétique, sans pouvoir obtenir d'évacuations; l'estomac et les intestins distendus par des gaz, offraient la même altération que dans le cas précédent.

Le malade n° 17, let. 1re, prit, deux jours après son entrée, quatre grains d'émétique....; le soir, augmentation de tous les symptômes...., mort la nuit suivante. On n'a point examiné l'estomac.

La malade de M. Cruveilhier (note, pag. 101), après avoir pris deux pilules purgatives, eut l'imprudence de manger des asperges, et de boire du vin; aussitôt, vomissemens, selles et urines involontaires, assoupissement, etc., mort deux jours après; membrane muqueuse de l'estomac couverte de larges plaques ecchymosées, d'un rouge vif, surtout vers l'orifice œsophagien. J'assimile ce cas à ceux dans lesquels l'émétique a été administré, parce que l'impression a été la même sur l'estomac, et que les efforts de vomissemens ont produit le même effet sur le cerveau.

Dans l'observation 15, l. 1re, vous remarquez que la malade, après avoir pris quatre grains d'émétique, n'eut que quelques selles dans la journée; et le lendemain, les symptômes cérébraux avaient augmenté.

La malade du n° 12, let. 1re, n'avait qu'une paralysie incomplète du côté droit, sans aucun autre symptôme, lorsqu'on lui donna deux grains d'émétique, qui produisirent des vomissemens abondans. Dans la journée, agitation considérable; la malade veut sortir de son lit : le soir, face plus animée. Le lendemain, figure *jaunâtre* (émét. deux grains, sulf. de soude ℥ iij). Face plus animée ; exacerbation le soir : troisième jour, *roideur tétanique* du muscle sterno-mastoïdien paralysé, figure affaissée (décoct. de kk., eau de Rabel, extrait de kk); agitation, face injectée, *langue rouge, peau brûlante, fièvre*; *roideur du bras paralysé*; quatrième jour (même traitement), augmentation des symptômes spasmodiques, écume à la bouche, mort deux jours après. L'estomac était fort rétréci, sa membrane muqueuse très-rouge et granuleuse à sa surface, même altération de celle des intestins grêles. Je dois vous rappeler que cette femme avait dans l'hémisphère gauche un petit épanchement de sang autour duquel la substance cérébrale était d'autant plus ramollie, qu'on l'examinait plus près du caillot. N'est-il pas évident qu'avant l'administration de cet émétique, et de cet éméto-cathartique, elle n'avait qu'une apoplexie légère, et que l'inflammation du cerveau qui s'est développée autour du caillot, a été déterminée par le traitement, sous l'influence duquel elle a augmenté de jour en jour comme le prouvent les symptômes ? N'est-il pas évident que c'est ce même traitement qui a produit la gastro-entérite, dont les symptômes n'ont paru qu'après trois jours ? Je vous ai rappelé en détail cette observation, parce qu'elle est une des plus concluantes que je connaisse, par les rapports qui ont existé entre les causes et les effets. Ainsi, de ces huit malades, deux n'avaient que des symptômes précurseurs d'affection cérébrale, et de violens efforts de vomissemens ont été suivis de convulsions, de délire, etc., et d'une mort prompte : chez celle qui n'avait qu'une légère apoplexie, ils ont déterminé une inflammation autour du caillot ; chez les autres, les symptômes cérébraux ont été sensiblement augmentés. Il faut attribuer ces funestes effets à la congestion qui s'opère vers la tête, dans les efforts que font les malades pour vomir ; congestion qui se manifeste par la coloration des joues, et qui tient à la suspension des mouvemens de la respiration. Vous remarquerez aussi que la plupart de ces malades n'ont pas vomi, quoique quelques-uns ayent pris jusqu'à quatre grains d'émétique. Je vous ai déjà expliqué la cause de cette difficulté du vomissement, dans les cas d'affection cérébrale ; maintenant vous en voyez les effets. L'expérience a démontré depuis long-temps qu'une grande quantité d'émétique introduite dans l'estomac pouvait ne pas produire d'accidens graves, pourvu qu'elle pût être vomie ; c'est ainsi qu'il arrive (et j'en ai vu un grand nombre d'exemples dans les salles de l'Hôtel-Dieu), que des individus qui avaient pris jusqu'à dix-huit et vingt-quatre grains d'émétique pour s'empoisonner, n'ont eu que deux ou trois vomissemens sans suites graves. Mais il n'en est pas de même quand l'émétique, ne pouvant être vomi, reste en contact avec la membranc muqueuse de

l'estomac et des intestins. Si un grain d'émétique dé-
layé dans une pinte d'eau et pris dans la journée, peut
produire plusieurs selles ; jugez de l'effet que peuvent
produire sur l'estomac quatre grains , dissous dans
un véhicule peu abondant ; et soyez étonné après
cela des inflammations qu'on trouve sur la membrane
muqueuse, de la rougeur , de la sécheresse de la
langue, etc. ; en un mot, des *fièvres adynamiques*,
qui se manifestent si souvent sur la fin des affections
cérébrales, et en particulier des apoplexies : surtout
si vous réfléchissez que quand on aperçoit cette
rougeur, cette sécheresse de la langue, comme le
ventre est *souple*, *indolent*, on administre les toniques les plus énergiques avec une grande sécurité.

Ainsi l'émétique, à la dose ordinaire et à plus
forte raison à haute dose, augmente les affections
cérébrales lorsqu'il produit des vomissemens, et détermine l'inflammation de la membrane muqueuse
gastro-intestinale lorsqu'il n'est pas vomi.

Voyons maintenant quel a été l'effet du traitement
tonique.

La malade du n° 11, l. 1re, avait, le jour de son
entrée, une paralysie incomplète du côté *droit* sans
aucun symptôme spasmodique (déc. de café, arnica, acét. d'ammon., sirop de kk., 2 sang. derrière chaque oreille). Le soir, roideur des membres
paralysés quand on veut les étendre ; dans la nuit,
mouvemens convulsifs de la face et du cou, qui
augmentent le matin (valér., arnica, sirop de kk.,
24 grains de camphre). Aux autres symptômes se joint

une roideur tétanique du cou. Notez que chez ce malade, comme chez la femme que je vous ai citée en dernier lieu (1. 1re, n° 12), il existait dans l'hémisphère *gauche* deux petits caillots et un peu plus loin une inflammation avec suppuration. Vous voyez que les mêmes causes ont produit les mêmes effets, car ce malade n'avait aussi, le jour de son entrée, qu'une apoplexie faible, et les symptômes d'inflammation ont suivi de près l'administration des toniques.

La malade du n° 14, 1. 1re, fut traitée par les sudorifiques, l'acétate d'ammoniaque, le sulfate de soude à la dose de ℥ ij, les lavemens purgatifs et le vin de quinquina. Au bout de quatre jours, apparition de symptômes adynamiques qui augmentent jusqu'à la mort malgré le traitement tonique et dérivatif le plus énergique. A l'autopsie, la membrane muqueuse gastro-intestinale offrit des traces d'inflammation.

Voyez aussi l'observation n⁴ 6, 1. 1re : la malade prenait 18 grains de camphre et de l'extrait de quinquina; les symptômes ont été toujours en augmentant.

Enfin quelquefois on a employé alternativement ou simultanément les antiphlogistiques et les toniques ou les stimulans. Dans l'observation 7, let. 2, par exemple, on a pratiqué plusieurs saignées, on a mis des sangsues ; mais on a donné en même temps une infusion d'arnica, avec un gros d'acétate d'ammoniaque, et je vous ai fait remarquer que chaque évacuation sanguine avait été suivie d'une amélioration notable qui durait de deux à quatre jours, après quoi retour des symptômes spasmodiques ; nouvelle saignée , suivie encore d'un calme momentané.

Chez la malade n° 19 , let. 2 , on a employé successivement les saignées, les bains , les affusions fraîches auxquels on a joint ensuite du musc , des lavemens purgatifs et éthérés ; la décoction de quinquina avec 25 gouttes d'éther. Et vous avez vu que pendant les cinq premiers jours les symptômes avaient été successivement en diminuant, et qu'ensuite ils avaient augmenté et singu lièrement varié.

Dans l'observation 14 , let. 1re, les deux saignées qu'on pratiqua furent immédiatement suivies de bons effets. Il en fut de même chez le malade du n° 16 , let. 1re ; après chaque saignée, le malade exécuta de légers mouvemens ; les pupilles reprirent un peu de mobilité. Les affusions fraîches produisirent aussi de bons effets chez le malade n° 1 , let. 2. Mais je vous ai fait remarquer qu'il avait beaucoup de peine à se réchauffer. Cependant ces dernières observations ne sont ni assez nombreuses, ni assez concluantes pour que nous puissions en tirer des conséquences.

Après avoir examiné les effets immédiats du traitement employé chez les malades qui sont morts, il me reste à vous rapporter des observations dans lesquelles les malades, ayant offert les symptômes les plus caractéristiques de l'inflammation du cerveau, ont guéri. Je n'en connais qu'un petit nombre et je vous les citerai toutes.

N° 25.

Engourdissement des membres du côté droit, puis déviation de la bouche à gauche, diminution de la sensibilité, contraction permanente des muscles, surtout à droite; trismus, perte de l'intelligence, coma. En dix-huit heures, saignée de cinq poelettes, soixante-quinze sangsues, plusieurs livres de glace sur la tête, huit sinapismes; ensuite, continuation de la glace, amélioration successive. Convalescence complète le cinquième jour.

Megnhyel, charbonnier, d'une constitution très-vigoureuse, et grand buveur, avait à plusieurs reprises donné des signes d'aliénation mentale, et se plaignait depuis quelques jours d'un *engourdissement* des membres du côté *droit*, lorsque, le 18 octobre 1820, il rentra selon sa coutume dans un état d'ivresse. Pendant la nuit il se plaignit de douleurs dans tout le corps, d'un grand frisson, et se releva pour boire beaucoup d'eau. Le matin on le trouva sans connaissance, et à quatre heures du soir il était dans l'état suivant : coma profond, bouche tirée à gauche, abolition de l'intelligence, diminution de la sensibilité, surtout à *droite*, contraction de tous les muscles, surtout de ceux du côté *droit*, trismus, pouls très-plein, très-dur et point fréquent, respiration naturelle (saignée de 5 poëlettes au moins et par une large incision, 26 sang. au côté gauche du cou, sinapismes). Quelques heures après, 25 autres sangsues ; glace sur la tête.

Le lendemain point de changement; on applique encore 24 sangsues, et l'on continue l'emploi de la glace et des sinapismes. Pendant l'application de la glace, le malade recouvre la sensibilité ; le soir, respiration embarrassée (nouvelle application de glace, vésicat. aux cuisses).

Troisième jour, retour de la sensibilité, de la vision et de l'intelligence ; persistance de la roideur des membres ; commencement des mouvemens volontaires. Nouvelle application de glace, pendant laquelle l'intelligence fait des progrès sensibles , (*émétique deux grains*). Le soir, le malade commence à parler ; et, quoique la parole soit très-gênée, il parvient à se faire comprendre ; la bouche n'est plus déviée. Dès ce moment, le malade se refuse à tout traitement, et quatre hommes vigoureux ne peuvent parvenir à lui faire garder de la glace sur la tête.

Quatrième jour, raison presque complète, parole moins embarrassée, *pour la première fois pouls un peu fréquent*, constipation opiniâtre, émétique un grain, tartre soluble demi-once.

Cinquième jour, convalescence complète.

Huitième jour, le malade reprend ses travaux et son appétit.

Cette observation remarquable m'a été communiquée par le docteur Deslandes, qui a traité le malade. Vous y reconnaîtrez ce mélange de paralysie et de symptômes spasmodiques, qui est, comme vous l'avez vu, le caractère le plus certain des inflammations du cerveau. Ici les contractions musculaires étaient permanentes, parce que la maladie était très-aiguë ; dans l'observation suivante,

où les causes prédisposantes n'étaient pas les mêmes,
elle a marché plus lentement, et les mouvemens
convulsifs ont été intermittens.

N° 26.

Mouvemens convulsifs et paralysie du côté gauche de la face,
puis du bras droit, déviation des lèvres et de la langue, succession irrégulière des symptômes. Dans l'espace de quatre jours,
deux saignées du bras, deux du pied, et vingt-quatre sangsues. Guérison le cinquième.

Fontenelles, âgé de 68 ans, d'une forte constitution, sonneur de cloches depuis que la faiblesse
de sa vue ne lui permettait plus d'être imprimeur,
éprouva, dans les premiers jours de janvier 1818,
*de l'engourdissement dans le côté gauche de la face,
avec mouvemens convulsifs des muscles.* Le 13 du
même mois, descendant de chez lui, il perdit connaissance, tomba, et ne revint à lui que deux
heures après ; alors le *bras* droit était *engourdi,
privé des mouvemens volontaires, quoiqu'agité,
de temps en temps, de mouvemens convulsifs.*
Dans la journée, expectoration sanguinolente. A
son entrée à l'Hôtel-Dieu, le 14, face injectée,
yeux larmoyans, lèvres tirées à gauche, langue
à droite, respiration difficile, accompagnée de douleurs vers l'appendice xiphoïde, thorax partout so-
nore, expectoration sanguinolente, vessie distendue : cependant elle se vidait complètement, lorsque les efforts du malade étaient aidés d'une compression suffisante, exercée sur l'hypogastre.

En pinçant le membre paralysé on y déterminait des mouvemens convulsifs, pendant lesquels la main s'ouvrait et se fermait avec une grande rapidité. (Saignée du bras).

Le lendemain, même état. (Saignée du pied, d'une poëlette environ, tamarin, lavement émollient.) Le soir, léger mouvement volontaire du bras, même état de la respiration. (Saignée du pied, de deux poëlettes ; quatre heures après, 12 sangsues le long de la veine jugulaire gauche.)

Le troisième jour, pouls moins fort ; du reste, même état. (Saignée du bras, 2 poëlettes.) Le soir, mouvemens convulsifs de l'avant-bras, perte de la sensibilité, aphonie. (Sinapismes aux pieds.)

Le quatrième jour, bégayement léger, trouble dans les idées ; le membre paralysé avait recouvré la sensibilité. (12 sangsues au côté gauche du cou.) Le soir, figure pâle, mouvemens convulsifs des muscles de la face, paralysie du sentiment et du mouvement du bras paralysé. (Sinapismes aux genoux.)

Le cinquième jour, réponses justes, face tranquille, état de la poitrine plus satisfaisant, la sensibilité est revenue dans le bras droit, la face est colorée. (Deux bouillons.)

Le sixième jour, quelques mouvemens convulsifs du côté gauche de la face, persistance de la paralysie du mouvement du bras droit.

Le septième jour, le bras droit peut sortir du lit.

Le huitième, tous les symptômes ont disparu.

Le dixième, le malade sort de l'hôpital.

§ I. Je ne pourrais, sans m'exposer à des répétitions fastidieuses, entrer dans les détails des symptômes de cette maladie ; vous leur ferez facilement l'application des considérations dans lesquelles nous sommes entrés à l'occasion de chacun d'eux. Je dois seulement vous faire observer que leur croisement bisarre, leur marche inégale et leur succession irrégulière, ont donné, à l'ensemble de cette maladie, l'aspect incohérent qui a caractérisé celles qui ont été regardées comme des fièvres ataxiques ou pernicieuses, et traitées comme telles.

N° 27.

Contraction permanente et insensibilité du côté droit du corps, roideur et agitation du côté gauche, déviation des lèvres. Le deuxième jour de la maladie, dans l'espace de douze heures, deux saignées très-copieuses, vingt-quatre sangsues, applications fraîches sur la tête. Le lendemain, convalescence complète.

Dans le commencement de janvier 1814, on apporta à l'Hôtel-Dieu, salle de la Crèche, n° 4, un homme d'environ 24 ans, Auvergnat, d'une forte constitution, qui, à ce que nous dit son frère, était arrivé à Paris depuis douze jours, et s'était amusé avec ses amis en attendant de l'ouvrage ; la veille, il s'était plaint de maux de tête violens, avait paru fort assoupi ; on lui avait fait prendre du vin chaud et du sucre. La nuit avait été fort agitée : le lendemain, il était sans connaissance, et on l'apporta, vers la fin de la visite , dans l'état suivant : tous les membres étaient fléchis, la main droite était fermée, le poignet touchait à l'épaule, et le mollet à la cuisse ; le bras gauche, quoique roide et fléchi , se portait souvent à la tête ou sous le cou , et restait long-temps dans cette position ; après quoi le malade l'agitait en différens sens , ainsi que sa jambe. Quand on voulait étendre les membres du côté *droit*, on éprouvait une résistance presque impossible à vaincre ; ceux du côté gauche cédaient facilement : quand on pinçait la peau du côté gauche, le malade retirait lentement le membre. Du côté *droit*, il ne donnait aucun signe de sensibilité : la bouche était tirée à *droite*, les paupières étaient appliquées·l'une contre l'autre , les yeux renversés, divergens, les pupilles contractées. Le malade ne donnait aucun signe d'intelligence ; le pouls était lent et mou, la face peu colorée.

Quelques-unes de ces circonstances firent soupçonner au médecin de la salle une céphalite ; mais d'autres lui firent craindre un commencement de *fièvre ataxique* ou *pernicieuse*. Dans cette incertitude, il prescrivit comme moyen explorateur douze sangsues au cou, et une nouvelle saignée dans la journée, si elles produisaient un bon effet : dans le cas contraire, je devais administrer des toniques et des antispasmodiques énergiques. L'application des sangsues ne fut suivie d'aucun effet sensible. Vers deux heures de l'après-midi, je trouvai le malade dans le même état.

J'avais ouvert, deux mois auparavant, le cadavre de l'individu dont je vous ai rapporté l'observation let. 2, n° 3, qui avait offert les mêmes
symptômes, et chez lequel j'avais trouvé une inflammation de l'arachnoïde, et du pus dans le cerveau.
Convaincu de l'identité des deux maladies, je pris
sur moi de pratiquer la saignée conditionnelle,
malgré la faiblesse et la lenteur du pouls, malgré le
peu de succès des sangsues. Je fis donc au bras
gauche une large ouverture; et dans quelques se-
condes, je tirai cinq à six palettes de sang : cette
prompte et copieuse évacuation produisit un changement remarquable. Le malade ouvrit les yeux,
remua volontairement le bras gauche, le mit sous
la couverture, et me tendit la main quand je l'en
priai; mais je ne pus en obtenir aucune réponse. Le
bras droit était moins roide, quoique toujours insensible; la pupille était moins contractée. Vers les
cinq heures, je trouvai le malade retombé dans l'assoupissement; il était dans le même état qu'avant la
saignée, avec cette différence que le pouls n'était
plus si lent ni si mou; ce qui me détermina à rou-
vrir la veine : je tirai encore quatre palettes de sang.
Cette saignée produisit le même effet que la première,
mais il fut plus marqué. Cependant vers neuf
heures, les mêmes symptômes avaient presque reparu, comme après la première saignée; mais le
pouls semblait avoir pris encore plus de consistance.
Je fis appliquer douze sangsues au cou, et des com-
presses trempées dans l'eau froide, sur la tête. Vers

onze heures , je trouvai le malade endormi, parlant seul et assez distinctement de pommes et de marrons. Le bras droit était encore roide ; mais quand je le pinçai , le malade se réveilla, l'agita brusquement, mais sans pouvoir cependant s'en servir comme du gauche. Avant de me retirer, j'appliquai des sinapismes aux mollets ; mais on ne put les maintenir long-temps en place.

Le lendemain matin , je trouvai le malade à son séant, qui demandait où il était, pourquoi on l'avait apporté à l'hôpital, et attendait avec impatience le médecin, pour lui demander à manger. Dans la journée, il se promena dans la salle ; et le lendemain, il voulut absolument sortir, parce qu'on ne lui donnait pas assez à manger.

§ I. Vous voyez que dans ces trois observations , les premières saignées ne produisirent qu'une amélioration momentanée, suivie au bout de deux ou trois heures du retour des mêmes symptômes. Ce ne fut qu'après les dernières évacuations sanguines, que le mieux persévéra, et dès-lors la convalescence fut très-courte. Vous avez dû remarquer aussi que le malade, n° 27, chez lequel la maladie avait marché plus lentement, et datait de plusieurs jours, lorsqu'on commença son traitement, ne fut hors de danger qu'au cinquième jour ; que celui de M. Deslandes , n° 26,   . qui éprouvait depuis plusieurs jours de l'engourdissement d'un côté du corps, entra en convalescence le troisième jour du traitement ; et qu'enfin le dernier chez lequel la maladie débuta plus brusquement, et fut traitée dès le premier jour par des évacuations sanguines encore plus copieuses que chez les deux premiers, fut guéri le lendemain, et n'eut point de convalescence.

Il faut en conclure qu'après une première, une seconde saignée, la congestion cérébrale qui d'abord avait cessé, par l'effet de la déplétion qui avait eu lieu, ne tarde pas à se reproduire, pour peu que les malades soient robustes. C'est ce que vous avez vu dans les observations de M. Bricheteau (let. 1re, n° 16), et de Morgagni (let. 2, n° 14), que je vous ai citées en parlant du traitement. Dans ce cas, le retour des symptômes ne doit pas faire renoncer à l'emploi des antiphlogistiques, à moins que le pouls ne soit misérable. Il faut en conclure aussi que c'est dans le début de l'inflammation qu'il est plus facile d'en arrêter les progrès, et plus important d'agir vigoureusement ; le tissu du cerveau, n'étant point encore désorganisé, si l'on parvient à faire avorter la fluxion sanguine, les fonctions se rétablissent à l'instant, le malade n'a pas de convalescence.

Il est vrai de dire que ces trois malades étaient d'une forte constitution, et que les symptômes spasmodiques étaient très-prononcés. Aussi vous pensez bien que je ne vous donne pas le traitement employé chez eux, comme un modèle à suivre dans tous les cas, ainsi que vous pourrez en juger par le suivant.

N° 28.

Chute; quinze jours après, altération des fonctions intellectuelles, paralysie et mouvemens convulsifs du côté *droit* au bout de huit jours, état d'agonie, sueur froide et visqueuse, respiration stertoreuse, pouls insensible. Application d'eau bouillante aux jambes et aux cuisses, réaction, glace sur la tête, dix sangsues au cou; amélioration, congestion cérébrale, 6 sangsues, légers purgatifs, enfin quelques toniques. Guérison au bout d'un mois environ.

M. Remy, tapissier à Metz, âgé de 60 et quelques années, depuis long-temps tourmenté par une affection goutteuse qui avait entièrement déformé les doigts des mains et des pieds : travaillant aux décorations du théâtre dans le commencement du mois de septembre 1818, se laissa tomber dans l'orchestre, perdit un instant connaissance, et bientôt relevé ne se plaignit que d'une légère douleur de côté, qui se dissipa quelques jours après. Il reprit ses travaux, et cet accident fut oublié. Au bout d'environ quinze jours, on remarqua du trouble dans ses idées, de l'altération dans sa mémoire, de l'assoupissement; la parole devint embarrassée. On appliqua cinq à six sang-sues au cou. Bientôt le malade fut obligé de garder le lit : le bras droit était paralysé, et de temps en temps agité de mouvemens convulsifs; le bras gauche se portait habituellement vers la tête, ou bien la main était en mouvement comme pour ramasser des corps étrangers. Les parens ayant oublié de parler de la chute faite quinze jours auparavant, la maladie fut traitée comme une fièvre essentielle jusqu'au moment où

cette circonstance fut connue des médecins, c'est-à-
dire, jusque vers le neuvième ou dixième jour.
C'est à cette époque seulement qu'étant en vacances
je vis le malade pour la première fois. Il venait
d'éprouver presque coup sur coup deux syncopes
très-longues et si graves, qu'on avait pu croire un
instant qu'il était mort. Les membres du côté *droit*
étaient fléchis, ainsi que les doigts : on ne pouvait
étendre le bras, ni ouvrir la main sans éprouver
de la résistance ; la peau était tout-à-fait insensible de ce côté et à peine sensible de l'autre ; les
paupières étaient fermées, les yeux renversés, divergens, insensibles à la lumière ; perte complète
de l'ouïe et de l'intelligence ; tout le corps était couvert d'une sueur froide et visqueuse ; la respiration
était pénible, fréquente, stertoreuse : le pouls avait
disparu dans les artères radiales ; on sentait à peine
les battemens des carotides. Dans cet état désespéré,
le malade semblait n'avoir plus que quelques heures
à vivre. On ne pouvait rien attendre des moyens
ordinaires ; les vésicatoires, les sinapismes auraient
agi trop lentement et trop faiblement pour réveiller
la vie prête à s'éteindre. Je proposai d'appliquer de
l'eau bouillante sur les mollets, ensuite sur les
cuisses, et en même temps de la glace pilée sur la
tête. Cet avis fut adopté par les médecins présens,
mais avec répugnance, parce qu'il était en quelque
sorte pénible de troubler l'agonie d'un moribond
avec la ferme conviction que les moyens qu'on allait
employer seraient inutiles.

Au moment où j'appliquai l'eau bouillante aux jambes, le malade fit un mouvement brusque de tout le corps, le bras gauche s'agita, les paupières s'ouvrirent, le pouls se fit sentir aux bras, et prit de la fréquence ; une demi-heure après, lorsque je l'appliquai aux cuisses, l'effet fut encore plus sensible, la face se colora, le pouls se développa et devint encore plus fréquent. Alors on appliqua la glace pendant deux heures ; le malade sembla se réveiller, il porta sa main gauche à la tête comme pour en ôter la glace. On la retira quand la peau du front parut très-froide; on la remit dès qu'elle fut réchauffée. Le soir, le pouls était résistant, la face rouge, surtout le nez (10 sangsues au cou, continuation de la glace pendant toute la nuit). Le lendemain, bras gauche plus sensible, mouvemens volontaires assez faciles, peu de changement du côté *droit*; respiration plus facile. Le soir, nouvelle congestion cérébrale, semblable à celle de la veille (six sangsues au cou, continuation de la glace pendant la nuit). Le surlendemain, un peu de sensibilité dans la peau du bras droit (eau de veau émétisée) ; le soir, plusieurs applications de glace sur la tête.

M'étant absenté pendant huit jours, je fus fort surpris, à mon retour, de trouver le malade à son séant, et mangeant du raisin. On avait continué l'usage de légers purgatifs : quand la figure était un peu plus injectée que de coutume, on appliquait la glace sur la tête. On avait d'abord donné quelques cuillerées de bouillon, quelques gouttes de vin ; le malade avait commencé par entendre, par suivre des yeux, les corps qu'on en approchait, ensuite il reconnut à une montre l'heure qu'il était, etc. Bientôt il fut en état de se lever et de marcher. Le bras droit resta plus long-temps faible que la jambe : mais au bout de deux mois, il avait repris toute sa force. Une circonstance que je ne dois pas omettre, c'est que les plaies produites par l'eau bouillante étant très - profondes, suppurèrent considérablement et furent plus de cinquante jours avant de se cicatriser. Je crois que l'intensité et la continuité de cette inflammation a contribué pour beaucoup à consolider la guérison.

J'ai vu encore cette année M. Remy, il n'a rien perdu de ses facultés intellectuelles, ni de sa vivacité.

Vous conviendrez qu'après tant d'observations terminées par l'ouverture du cadavre, celle-ci est faite pour nous consoler et nous encourager dans les pénibles recherches que nous avons commencées. Quel malade, par son âge, par ses infirmités, a offert moins de ressource à la médecine ! Quel malade a jamais paru voué à une mort plus certaine ! Cependant, l'eau bouillante a réveillé la sensibilité, ranimé la circulation ; la glace a dissipé l'engorgement sanguin du cerveau. Mais il se fit le soir, pendant plusieurs jours, une congestion cérébrale, contre laquelle, malgré l'état général du malade, j'ai cru indispensable de faire appliquer d'abord dix, puis six sangsues ; après cela, ces congestions revinrent plusieurs fois avec moins d'intensité, et la glace a suffi pour les dissiper.

Vous avez dû remarquer l'heureux effet des applications froides sur la tête. Je vous rapporterai par la suite un grand nombre d'observations qui ne vous laisseront aucun doute sur l'efficacité de la glace, dans toutes les affections inflammatoires du cerveau et de ses membranes. Voici comment je l'emploie : je la fais mettre dans une vessie afin qu'elle ne mouille ni le lit, ni le corps du malade; je ne la fais remplir qu'à moitié pour qu'elle s'étale et se moule sur la convexité du front. Tant qu'il reste un morceau de glace qui n'est pas fondu, la température du liquide étant à zéro, il est inutile de la renouveler. Au bout de deux heures, plus ou moins, la peau du front est très-froide, il faut la laisser réchauffer pendant un quart-d'heure ou une demi-heure; mais aussitôt qu'elle se réchauffe il faut réappliquer la glace, parce que sans cela la réaction qui commence à s'opérer produirait une vive congestion vers la tête, et l'on aurait produit plus de mal que de bien. Les effets de la glace sont très-prompts et très-énergiques; on peut l'appliquer dans les cas même où la débilité est extrème, parce qu'elle ne produit pas un effet général comme les bains froids, les affusions fraîches. Son action étant locale et peu étendue, il ne peut en résulter de ces refroidissemens universels dont on a tant de peine à tirer les malades; par conséquent, on n'a pas à craindre de produire d'autres maladies en voulant guérir celle du cerveau. Enfin, l'emploi de la glace est possible et même facile dans toutes les circonstances : on ne peut, à beaucoup près, en dire autant des bains froids et des affusions. La glace convient surtout dans les cas où l'on n'ose pas saigner, parce qu'elle diminue la congestion cérébrale sans soustraire de l'économie des matériaux dont la réparation est difficile. C'est, avec la saignée, le moyen le plus efficace qu'on puisse employer contre les affections cérébrales ; viennent ensuite les dérivatifs les plus énergiques. Mais mon intention étant plutôt, en ce moment, de vous rapporter des observations de guérison que de discuter le traitement des inflammations du cerveau, dont nous nous occuperons avec plus d'avantage après avoir étudié les abcès, je ne pousserai pas plus loin cette digression.

N° 29.

M. Rochoux, dans son ouvrage sur l'apoplexie, page 135, a rapporté, sous le titre d'*affection comateuse, probablement nerveuse*, une observation, qui est certainement une inflammation du cerveau, terminée par guérison. En voici les principales circonstances.

Anne Mayeux, âgée de 50 ans, adonnée aux liqueurs spiritueuses, sujette depuis quelques années à des espèces d'accès d'épilepsie , qui revenaient à des époques variables, perdit tout-à-coup connaissance dans la nuit du 8 janvier 1811 (antispas., vésicat. entre les épaules).

Le 13, jour de son entrée à la maison de santé, la malade ne parle pas, paraît ne pas entendre. Immobilité habituelle; par intervalle, quelques secousses convulsives du côté gauche, visage coloré, respiration peu gênée. Pouls, 90 pulsations (six sang. aux tempes).

Le 14 et le 15, même état (léger purgat., julep antispasm.).

Le 16 et le 17, visage moins coloré, un peu d'intelligence, articulation de quelques mots sans suite (même prescrip.).

Le 20, augmentation de l'intelligence; bégayement, mais discours assez suivis; langue un peu tournée à droite; pouls 78; ventre libre (même prescrip.). Dans la soirée, la malade boit de l'eau-de-vie, que lui procurent des personnes de sa connaissance. Alternatives d'assoupissement, de délire et d'agitation jusqu'au 24 (julep antisp., sinap.).

Le 25, retour de l'intelligence, douleur de tête.

Le 26, mouvemens libres et faciles de tous les membres; plus de douleurs de tête.

Vers le 29, parole beaucoup plus distincte.

Le 3, la malade marche, elle éprouve des douleurs vagues dans les membres du côté droit, avec sentiment de chaleur et de fourmillement, etc. Enfin, elle sortit guérie le 28 février.

M. Rochoux pense, avec raison, que, « malgré la promptitude de son développement, malgré la persistance de la perte de la connaissance, cette maladie a présenté dans sa marche, et surtout dans sa terminaison, tant de différence avec l'apoplexie, qu'on ne saurait douter qu'elle ne soit d'une autre nature. » Nous pouvons je crois ajouter maintenant que c'était une inflammation du cerveau, précédée probablement d'une affection chronique de l'arachnoïde.

Le traitement n'a consisté qu'en six sangsues, juleps antispasmodiques, poudre cathartique et sinapismes ; mais on n'a administré ni toniques, ni stimulans, et vous avez vu que, pour avoir bu de l'eau-de-vie, elle eut une rechute grave qui dura quatre jours.

Ainsi les effets immédiats du traitement, dans les cas où les malades ont succombé et dans ceux où ils ont guéri, s'accordent parfaitement avec les altérations pathologiques et les symptômes, pour démontrer la nature inflammatoire des ramollissemens du cerveau. Vérité bien importante, puisqu'elle est d'une application immédiate et continuelle dans la pratique, et bien consolante, puisqu'elle nous laisse l'espoir d'être plus heureux en suivant un traitement opposé à celui qui est généralement adopté, surtout dans les cas où la maladie est compliquée, suit une marche irrégulière, intermittente, *ataxique*, etc., et cet espoir est pleinement confirmé par les observations de guérison que je vous ai rapportées.

Il nous reste maintenant à savoir de quelle manière se termine l'altération du cerveau, lorsque le malade guérit, ou, si vous aimez mieux, quelles sont les modifications que la maladie apporte dans le tissu du cerveau, quelles sont les traces qu'elle y laisse. Je suis assez heureux pour pouvoir vous offrir une observation dans laquelle ce problème intéressant me paraît résolu d'une manière incontestable ; je la dois à M. Legouais, élève interne de l'hopital des enfans.

<h2 style="text-align:center">N° 3o.</h2>

Hémiplégie incomplète du côté *droit :* guérison. Quatre mois après : faiblesse des jambes, paralysie du mouvement, ensuite de la sensibilité qui s'étend à l'abdomen et à la poitrine ; gêne de la respiration, augmentant jusqu'à la mort, qui arrive le seizième jour. Endurcissement remarquable d'une petite portion de l'hémisphère *gauche,* épanchement de sang entre la dure-mère vertébrale et les vertèbres, surtout à la partie inférieure du cou ; dans cet endroit, augmentation de volume de la moelle, rougeâtre à l'intérieur, désorganisée dans l'étendue d'environ un pouce, et réduite en une espèce de bouillie.

Marie Machlein, âgée de 14 ans, grande, mais d'une constitution faible et lymphatique, avait été traitée à l'hôpital des enfans pour une hémiplégie du côté *droit, presque complète,* et survenue sans cause connue : elle sortit de l'hôpital à peu près guérie, mais seulement un peu faible ; quatre mois après, dans les premiers jours de mai 1815, on remarqua une plus grande faiblesse dans les jambes ; peu à peu, elle fut portée au point que, le 12 mai, la malade avait entièrement perdu la faculté de mouvoir les membres inférieurs. Peu de jours après, la peau de ces parties était devenue insensible ; en même

temps, la respiration était devenue plus difficile.
Le 15 mai, à ces accidens se joignit de la fièvre ;
le 20 mai, elle fut apportée à l'hôpital de la Ma-
ternité, dans l'état suivant : décubitus constant sur
le dos (cette situation avait déjà déterminé une
escarre au sacrum); face rouge et animée, chaleur
vive de la peau, pouls fréquent et développé,
langue rouge, respiration fréquente et gênée, toux
difficile et parfois totalement empêchée par un sentiment d'oppression douloureuse vers la partie supérieure et moyenne de la poitrine, immobilité et
insensibilité complète des membres inférieurs, évacuation involontaire de l'urine et des matières fécales,
sensibilité très-obtuse des parois de l'abdomen, qu'on
peut pincer fortement, sans que la malade éprouve
d'autre sensation que celle du contact, faiblesse et
tremblement du bras *droit*, autrefois paralysé; pendant la nuit, redoublement de la fièvre, malaise,
anxiété considérable.

Le 21 mai, neuvième jour, mêmes symptômes
(saign. du bras de six onces, infus. de fleurs pecto-
rales, eau d'orge avec oximel, émuls.); dans la journée et le soir, état général meilleur, visage moins
animé, chaleur de la peau presque naturelle, pouls
à peine fébrile, mais toujours fort développé; langue
de couleur naturelle, respiration beaucoup plus
facile, peu de toux; du reste, même état des membres, évacuation toujours involontaire de l'urine et
des matières fécales, nuit plus tranquille; sommeil.

Dixième jour. Sueur bornée aux parties supérieures du corps ; douleur vers la partie inférieure droite de la poitrine, et la région du foie, n'augmentant point par la pression, non plus que celle du sternum ; développement sur les jambes de plusieurs phlyctènes, du volume d'une noisette ; point de changement dans les autres symptômes de la veille (même prescription, moins la saignée).

Onzième jour. Point de fièvre, faiblesse générale un peu augmentée, respiration plus pénible, plus faible ; l'insensibilité de la peau s'est étendue jusqu'au niveau de la base de la poitrine, dont les parois restent presque immobiles dans les mouvemens de la respiration, qui paraît se faire entièrement par le diaphragme ; toux fréquente, faible, laborieuse : en examinant attentivement le rachis, on croit reconnaître une saillie plus marquée qu'à l'ordinaire vers la partie inférieure de la région du cou (deux cautères sur les côtés de cette tumeur ; emploi du galvanisme pendant environ vingt minutes, frictions sur les jambes et le tronc, avec l'éther acétique ; potion éthérée, eau de tilleul avec liqueur d'Hoffmann, décoct. de kk. avec la rhubarbe). Vers la fin de l'action de la pile galvanique, la malade éprouve des sensations douloureuses, des tiraillemens dans les jambes et les cuisses : pendant le reste du jour, la sensibilité semble un peu revenue dans ces parties, surtout à gauche, où la malade sent très-bien quand on pince un peu fortement la peau ; le pouls est plus fréquent que la veille ; la peau est brûlante (le soir, très-large vésicat. à la région dorsale).

Douzième jour. Peu de changement (même prescription; l'action du galvanisme employé dans différentes directions , n'a presque pas été sentie). Dans la journée, point d'amélioration , paroxysme fébrile le soir.

Treizième jour au matin. La peau du membre inférieur gauche est de nouveau insensible ; celle des parois de la poitrine jusque vers son tiers inférieur l'est devenue aussi (même prescrip. ; de plus, deux sinap. aux jambes). Vers deux heures, la respiration devient tout-à-coup excessivement laborieuse, suffocante ; le visage pâlit , la syncope est presque complète et dure un quart-d'heure. Le reste de la soirée , faiblesse générale , pâleur extrême, pouls petit, très-fréquent.

Quatorzième jour. La paralysie des parois de la poitrine fait des progrès ; redoublement fébrile ; du reste, mêmes symptômes (valériane avec liqueur d'Hoffmann , arnica , potion avec l'alcool nitrique, quatre sang. à l'anus, vésic. à une jambe, frict. avec l'éther acétique, galvanisme). Après l'emploi de ce dernier moyen , la sensibilité semble revenir un peu dans le membre inférieur gauche.

Quinzième jour. Augmentation de tous les accidens ; paralysie complète des mouvemens de la poitrine et de la sensibilité de la peau qui la recouvre (même prescrip.; de plus, sangsues à la partie supérieure et interne des cuisses, sinap.). Dans la journée, seconde syncope plus forte et plus prolongée que la première.

Le 28 mai, *seizième jour*. Respiration excessivement laborieuse ; pâleur livide et altération des traits de la face, suffocation imminente ; mort à onze heures du matin.

Autop. cadav. Tête. Le cerveau et ses membranes étaient dans l'état naturel, seulement une portion de la substance médullaire de l'hémisphère *gauche*, immédiatement au-dessus du ventricule latéral, avait subi une altération remarquable, dans l'étendue d'environ un pouce et demi en longueur, d'un pouce en largeur, sur deux à trois lignes d'épaisseur ; elle était *endurcie* au point d'offrir de la résistance sous le scalpel. On peut se faire une idée assez exacte de sa consistance, en la comparant à celle du *fromage de gruyère.*

Canal vertébral. Épanchement entre les parois du canal et la dure-mère, d'un sang coagulé, en partie infiltré dans le tissu cellulaire du canal, très-abondant vis-à-vis des dernières vertèbres cervicales, occupant cependant toute la région du cou et le tiers supérieur de la région dorsale, et colorant en rouge la dure-mère avec laquelle il était en contact. Vis-à-vis de la septième vertèbre cervicale, et à l'endroit où, pendant la vie, on avait cru apercevoir une saillie des apophyses épineuses de quelques vertèbres, la moelle présentait un renflement marqué, plus considérable qu'à l'ordinaire : incisée dans cet endroit, sa substance était dans un état de désorganisation complète ; son tissu rougeâtre, était réduit, dans l'étendue d'environ un pouce , en une espèce de bouillie : au-dessus et au-dessous la mœlle avait son organisation ordinaire ; inférieurement, on trouva entre elle et ses membranes de la sérosité.

Poitrine. Adhérences anciennes du poumon gauche avec les côtes , etc. Disparition de la cavité de la plèvre ; bronches gorgées de mucosités.

Abdomen. Foie volumineux , plein de sang.

Il n'est pas dit qu'on ait ouvert l'estomac et les intestins.

§ I. Vous voyez que cette malade a éprouvé d'abord une hémiplégie *incomplète* du côté *droit*, et que l'altération du cerveau existait à *gauche* : cette altération était donc la suite de la maladie qui avait, quatre mois avant, produit l'hémiplégie. Mais était-ce un épanchement de sang ou un *ramollissement* du cerveau ? Les symptômes ne peuvent guère nous aider à décider cette question , parce qu'on observe quelquefois, dans les apoplexies, des paralysies incomplètes. Mais, quatre mois après une apoplexie , il est rare que la totalité du sang épanché soit absorbée ; et dans tous les cas on trouve, après l'absorption, ou un kyste rempli de sérosité, ou une cavité irrégulière, traversée par des filamens comme celluleux, ou une espèce de cicatrice , résultant du rapprochement des parois du foyer, unies également par une espèce de tissu cellulaire. La substance cérébrale environnante est d'un brun rougeâtre plus ou moins foncé, etc. : l'altération trouvée chez cette malade n'offrait rien de semblable. Quatre mois après cette hémiplégie, il se développa dans la moelle une altération circonscrite qui avait tous les caractères des ramollissemens du cerveau, et s'est manifestée par une série de symptômes analogues. N'est-il pas très-probable, pour ne pas dire certain, que la première maladie était de même nature que la seconde, puisque ce n'était pas une apoplexie : que cet endurcissement particulier de la substance cérébrale a été le résultat d'une inflammation circonscrite ; la suite, en un mot, d'un *ramollissement* partiel du cerveau?

§ II. Vous avez remarqué, sans doute, que ce ramollissement de la moelle présentait tous les caractères d'une inflammation, beaucoup de sang était infiltré dans le tissu cellulaire qui environne la dure-mère. La partie de la moelle qui était ramollie avait un aspect rougeâtre et offrait un renflement plus marqué que de coutume. Si nous n'avons pas remarqué de tuméfaction, proprement dite, dans les cas de ramollissement du cerveau, c'est que cet organe remplit plus exactement la cavité du crâne que la moelle ne remplit celle du canal rachidien; et ce qui prouve que c'est au défaut d'espace qu'il faut attribuer, dans le premier cas, l'absence de la tuméfaction, c'est qu'on trouve souvent les circonvolutions, qui recouvrent les ramollissemens du cerveau, applaties : cet applatissement est surtout bien prononcé dans les cas où la suppuration a pu se réunir en foyers, ainsi que vous le verrez dans la lettre suivante. Je n'examinerai pas ici les symptômes produits par l'affection de la moelle, j'y reviendrai quand nous nous occuperons des maladies de cet organe ; ils sont, au reste, faciles à expliquer.

Voici une observation qui a beaucoup d'analogie avec celle de Marie Machelein.

N° 31.

55 ans, hématurie périodique, accès avorté ; deux jours après, diminution de la mémoire, céphalalgie frontale, déviation de la bouche à *gauche*, parole embarrassée, amélioration sensible. Mort subite cinquante jours après l'invasion. — *Adhérences de la dure-mère à l'arachnoïde, et de l'arachnoïde au cerveau vis-à-vis du lobe antérieur gauche, endurcissement de la substance grise, ramollissement de la substance blanche, affection de la vessie.*

Biriat, âgé de cinquante-cinq ans, tailleur, d'une constitution grêle, sujet, depuis plusieurs années, à une hématurie abondante, qui revenait à des époques assez éloignées, sans altérer sa santé, éprouva, le 6 janvier 1818, une nouvelle hémorrhagie, qui se supprima presqu'aussitôt. Deux jours après, on s'aperçut d'une diminution notable dans la mémoire du malade, il se plaignait d'une douleur fixe et profonde vers la partie antérieure de la tête. Lorsqu'il entra à l'Hôtel-Dieu, le 6 février, c'est-à-dire, près d'un mois après l'apparition des premiers symptômes, la commissure *gauche* des lèvres était un peu tirée vers l'oreille du même côté. La langue sortait sans dévier à droite ni à gauche.

Cependant la parole était embarrassée, la mémoire confuse, le malade oubliait ce qu'il venait de dire ; ses réponses, quoique justes, étaient tardives ; pouls petit et vibrant ; du reste la sensibilité et la myotilité étaient intactes, bon appétit, sommeil tranquille (boisson laxative et délayante, application de douze sangsues à l'anus) : amélioration sensible pendant onze jours. Dans la nuit du douzième jour, on trouva le malade mort dans son lit, sans que rien ait annoncé une fin aussi prochaine.

Autop. cadav. La dure-mère était adhérente à l'arachnoïde dans l'étendue d'une pièce de trente sols vers la partie antérieure de l'hémisphère *gauche ;* dans cet endroit, la substance corticale adhérente à l'arachnoïde, était endurcie, comme cartilagineuse ou squirrheuse. Au contraire, toute la substance blanche sousjacente, de ce même lobe antérieur gauche, était considérablement ramollie. Le reste de cet hémisphère, ainsi que tout celui du côté opposé, étaient de consistance naturelle, mais fortement injectés.

Les parois de la vessie étaient très-épaisses, et à *colonnes ;* la membrane muqueuse offrait çà et là des points rouges. Les veines de cet organe étaient beaucoup plus dilatées qu'à l'ordinaire.

§ I. Je ne m'arrêterai pas ici à l'hématurie périodique, dont la suppression précéda l'apparition des symptômes cérébraux, ni à l'état remarquable de la vessie. Il suffit de vous indiquer ces circonstances pour que vous saisissiez la liaison qui existe entre elles.

Comparons les symptômes observés pendant la vie aux altérations trouvées après la mort.

A son entrée à l'hôpital, le malade n'offrait plus d'autres symptômes d'une affection cérébrale qu'un peu d'affaiblissement dans la mémoire, de l'embarras dans la parole, et une légère déviation de la commissure des lèvres vers le côté gauche ; et ces symptômes diminuèrent sensiblement pendant 11 jours, sous l'influence d'un traitement antiphlogistique ; enfin, le malade mourut tout-à-coup. A l'ouverture du corps, on trouva, du côté gauche, une adhérence ancienne et organisée, entre l'arachnoïde et la dure-mère ; et, vis-à-vis de cette union, la portion du cerveau sous-jacente *endurcie*, adhérente elle-même à l'arachnoïde : ces membranes avaient donc été enflammées, et cette inflammation s'était terminée par l'organisation de l'épanchement albumineux. Le cerveau avait donc participé à cette inflammation, ou plutôt elle en avait été la cause. (Rappelez-vous tous les cas dans lesquels l'arachnoïde, en contact avec une portion du cerveau ramollie, était couverte d'une fausse membrane, exactement de l'étendue du ramollissement.) Ainsi *l'endurcissement* du cerveau a été dû à la même cause que l'adhérence des membranes, et remonte à la même époque ; cette adhérence et cet *endurcissement* annoncent donc une inflammation ancienne et terminée par la guérison : c'est d'ailleurs ce que prouvent la date de la maladie et la diminution notable des symptômes, déjà peu graves lors de l'arrivée du malade. Enfin, au-dessous de cette portion du cerveau endurcie, la substance blanche était considérablemeut ramollie. C'est, sans contredit, à cette seconde affection qu'il faut attribuer la mort subite du malade. Vous vous rappelez que le prêtre de Vérone, dont parle Morgagni (V. let. 1re, n° 19), et le voyageur dont Kaaw ouvrit le cadavre (V. let. 2, n° 4, § III), sont morts subitement. Vous remarquerez aussi que la substance cérébrale était partout fortement injectée. Cette seconde altération était donc le résultat d'une iuflammation récente, qui a succédé à une an-cienne, une véritable rechute comme dans le cas précédent; avec cette différence, qu'ici l'intervalle, qui a existé entre les deux maladies, n'a pas été aussi long ni aussi tranché, et que les deux altéra-tions se touchaient et semblaient se confondre. Au lieu que, dans l'autre observation, les deux séries de symptômes et les deux altérations étaient bien distinctes.

N° 32.

On trouve si peu d'observations de *ramollis-sement* du cerveau dans les auteurs, que j'ai cru de-voir vous rapporter dans leur intégrité toutes celles que je connaissais, afin que vous puissiez juger jus-qu'à quel point elles sont conformes à celles qui me sont propres, ou qui m'ont été communiquées. J'ai voulu vous donner la certitude, que je n'ai pas, comme cela n'arrive que trop souvent, choisi dans un grand nombre de faits ceux qui venaient à l'appui d'une opinion préconçue, en négligeant tous les autres, ou cité d'une observation les seuls passages qui me convenaient. Mais dans la plupart de ces observations, les symptômes sont à peine indiqués, la description des altérations pathologiques manque de précision. Les ouvertures de cadavres sont incomplètes ; il n'est pas question du traitement. C'est surtout aux anciens que ce reproche s'adresse ; vous avez vu combien, en général, les faits que j'en ai cités étaient tronqués. Ils nous ont cependant servi à confirmer ceux qui étaient plus positifs, de même que ces débris de colonne qui, trouvés au milieu des décombres, peuvent faire deviner le plan et l'architecture d'un monument dont il ne reste plus que des ruines. Cette remarque est peut-être plus importante que vous ne pensez.

Depuis quelques années seulement, on parle des ramollissemens du cerveau ; et plus on s'en occupe, plus ils semblent fréquens. Vous pourriez être tenté de croire que c'est une maladie nouvelle, ou du moins une maladie plus commune qu'autrefois. Mais remarquez d'abord qu'on en a dit autant des maladies de tous nos organes, à mesure qu'elles ont été étudiées avec plus de soin. Depuis les recherches de Bayle et de MM. Corvisart et Broussais, les phthisies, les maladies du cœur, les inflammations gastro - intestinales ont paru se multiplier d'une manière effrayante. D'un autre côté, Morgagni a rapporté plusieurs observations de ramollissement, et c'est le seul qui ait attaché quelque importance à cette altération. Faut-il en conclure que cette maladie s'est montrée seulement du temps de Morgagni et de nos jours, ou qu'elle a été plus commune à ces deux époques? Non sans doute ; mais il faut en conclure que Morgagni, apportant, à l'examen des cadavres, une grande patience et une exactitude scrupuleuse, a vu ce qui a échappé à d'autres moins attentifs ; que, malgré les éternelles déclamations de ceux qui admirent les anciens, aux dépens des modernes, l'art d'observer et de décrire les maladies fait tous les jours des progrès sensibles.

Si les affections du cœur, du poumon, de la plèvre, du péritoine, des organes digestifs, etc., deviennent de jour en jour plus fréquentes, rassurez-vous : par une juste compensation, les *asthmes*, les *dyspnées*, les *consomptions*, les *fièvres hectiques*, *puerpérales*, *saburrales*, *muqueuses*, *lentes nerveuses*, *adynamiques*, *putrides*, etc., etc., diminuent dans la même proportion. Si les maladies aiguës et chroniques du cerveau et de ses membranes sont devenues plus communes, on n'observe plus autant de fièvres *ataxiques*, *malignes*, *pernicieuses*, *nerveuses* ; *d'apoplexies nerveuses*, *sthéniques* ou *asthéniques* : en un mot, si les anciens n'avaient pas tant de maladies des organes, ils avaient une foule d'affections essentielles, que nous ne voyons plus maintenant. Cela devait être : tant qu'on n'a pas pu reconnaître, après la mort, la cause des symptômes observés pendant la vie, il a bien fallu, pour s'entendre, pour éviter de longues descriptions, convenir de représenter par un mot l'ensemble des phénomènes qui caractérisaient extérieurement la maladie, et par habitude, on a fini par attacher à cette abstraction l'idée de l'existence d'un être réel, isolé, indépendant de l'économie. Cette marche est celle qu'on a suivie dans toutes les sciences : plus elles ont fait de progrès, plus le nombre des forces et des causes occultes a diminué.

Mais, direz-vous, s'il faut attribuer les symptômes de ces *fièvres ataxiques*, etc., de ces *apoplexies nerveuses*, aux affections du cerveau et de l'arachnoïde, dont on trouve des traces après la mort, que faut-il penser des cas dans lesquels on n'a rien remarqué qui pût expliquer les symptômes observés pendant la vie ? Si vous réfléchissez au peu d'attention qu'on a apporté jusqu'à présent à l'étude de ces altérations, vous jugerez de la confiance qu'il faut accorder à certaines observations qui paraissent d'abord concluantes. Ce sont surtout les ramollissemens du cerveau qui ont dû en imposer souvent : vous en avez vu qui n'avaient pas plus d'étendue que le volume d'une noisette, qui n'offraient aucune coloration particulière ; et il n'est pas difficile de concevoir qu'en examinant même le cerveau avec soin, on n'ait pas remarqué une altération si peu étendue, qui ne consistait que dans la diminution de densité d'un tissu aussi mou que celui du cerveau. Dans d'autres cas, la protubérance annulaire seule était affectée ; cependant la paralysie était générale : combien alors n'eût-il pas été facile, après avoir examiné le cerveau et le cervelet dans tous les sens, de croire qu'il n'existait dans la cavité du crâne aucune altération capable d'expliquer les symptômes? Je ne prétends pas rattacher toutes les paralysies, tous les symptômes ataxiques, aux *ramollissemens* du cerveau, ni même à d'autres affections de cet organe ; je sais bien que tous les vomissemens ne sont pas dûs à une affection directe de l'estomac; mais je dis que la difficulté de les reconnaître a dû souvent induire en erreur, et que leur étude doit jetter le plus grand jour sur ces maladies.

§ I. L'histoire des *ramollissemens* se lie d'une manière encore plus directe à celle de toutes les maladies du cerveau et de ses membranes, que nous étudierons successivement. En attendant, je vais vous en donner une idée, et c'est par-là que je finirai.

Je ne vous rappellerai pas ce que je vous ai dit des inflammations développées autour des caillots dans les apoplexies, ni des effets de la noix vomique, etc. J'ajouterai seulement à ce qui a rapport aux inflammations qui succèdent à des épanchemens sanguins, qu'on voit souvent des individus, guéris d'une apoplexie, éprouver, plusieurs années après, tous les symptômes d'une nouvelle attaque, périr au bout de quelques jours, et ne présenter aucune trace d'un nouvel épanchement de sang. Quelquefois on trouve de la sérosité dans les ventricules, et surtout dans celui du côté opposé à la paralysie ; et alors il est tout naturel d'attribuer les derniers symptômes à l'épanchement de sérosité. Quand on n'en trouve point, on suppose qu'il s'est fait un épanchement dans la cavité du kyste, qui reste après l'absorption du caillot ; comme si ce kyste pouvait se distendre tout-à-coup, de manière à produire une compression de l'hémisphère cérébral. Ou bien encore on suppose qu'il s'était formé une cicatrice qui s'est déchirée.

Mais quand on observe avec soin, on trouve autour de l'ancien foyer apoplectique la substance cérébrale *jaunâtre, très-molle et désorganisée.* Vous concevez dès-lors pourquoi il s'est opéré, dans le ventricule latéral ou à la surface des hémisphères de ce côté, un épanchement de sérosité plus considérable que du côté opposé ; vous concevez que c'est à l'inflammation développée autour de l'ancien foyer, qu'il faut attribuer la rechute et la promptitude de la mort. Je sais que les anciennes apoplexies produisent souvent des affections chroniques de l'arachnoïde, des épanchemens séreux qui peuvent causer la mort après que la première maladie a été guérie ; mais alors la rechute n'est jamais aussi brusque, ni la mort aussi prompte.

Ces réflexions s'appliquent aux apoplexies dites séreuses : lorsqu'elles sont survenues brusquement, que la paralysie n'a affecté qu'un côté du corps et qu'on a trouvé de la sérosité en plus grande quantité du côté du cerveau ou dans le ventricule opposé à la paralysie, c'est qu'il existait, comme nous le verrons, une inflammation de ce côté du cerveau.

§ II. Les tumeurs qui se développent dans cet organe, se manifestent par des symptômes dont la marche est intermittente ou très-lente, puis tout-à-coup le malade meurt avec des symptômes d'affection aiguë qui sont ceux que nous avons observés dans les ramollissemens, et, à l'ouverture du corps, on trouve autour de la tumeur le cerveau mou, diffluent, etc. Les observateurs exacts ont noté cette altération , mais sans y attacher d'importance. Je ne crois pas qu'aucun en ait reconnu, ni même recherché la cause. Il est évident cependant que le cerveau en contact avec la tumeur, a fini par s'enflammer après avoir été long-temps incommodé par sa présence.

On trouve presque toujours la même altération autour des tumeurs cancéreuses, des tubercules scrophuleux, des kystes hydatiques, des abcès enkystés, etc., et dans tous ces cas on observe un changement brusque dans la marche de la maladie; tout-à-coup elle prend un caractère fâcheux, et les malades ne tardent pas à succomber. On ne peut attribuer cette accélération de la maladie, cette apparition subite de nouveaux symptômes, aux corps étrangers trouvés dans le cerveau ; ils ne sont pas de nature à pouvoir augmenter subitement de dimensions ; on ne peut pas supposer qu'ils se sont déplacés. L'inflammation de la substance cérébrale qui environne ces corps étrangers, est la véritable cause de la mort.

§ III. Vous avez vu l'influence des inflammations

du cerveau sur celles de l'arachnoïde, et réciproquement : je ne vous rappellerai pas le rôle important qu'elle joue dans quelques hydrocéphales aiguës.

Vous pouvez juger, par ce court exposé, combien l'histoire des *ramollissemens* du cerveau, doit jeter de jour sur le diagnostic des nombreuses affections avec lesquelles il se complique.

Ce 15 décembre 1820.

IMPRIMERIE DE BAUDOUIN FILS,
RUE DE VAUGIRARD, n° 36.